QUELQUES CONSIDÉRATIONS

SUR

LE CANCER UTÉRIN

SES COMPLICATIONS

ET SUR SON TRAITEMENT EN PARTICULIER

PAR

Le Dr L.-CARRÈRE.

PARIS
IMPRIMERIE DE A. PARENT
IMPRIMEUR DE LA FACULTÉ DE MÉDECINE
31, rue Monsieur-le-Prince, 31

1874

QUELQUES CONSIDÉRATIONS

SUR LE CANCER UTÉRIN

SES COMPLICATIONS

ET SUR SON TRAITEMENT EN PARTICULIER

Paris. A. PARENT, imprimeur de la Faculté de Médecine, rue M^r^-le-Prince, 31.

QUELQUES CONSIDÉRATIONS

SUR

LE CANCER UTÉRIN

SES COMPLICATIONS

ET SUR SON TRAITEMENT EN PARTICULIER

PAR

Le Dr L.-CARRÈRE.

PARIS
IMPRIMERIE DE A. PARENT
IMPRIMEUR DE LA FACULTÉ DE MÉDECINE
31, rue Monsieur-le-Prince, 31

1874

QUELQUES CONSIDÉRATIONS

SUR

LE CANCER UTÉRIN

SES COMPLICATIONS

Et sur son Traitement en particulier

> Si le médecin a la mission de guérir quelquefois et de soulager souvent, il a aussi celle non moins douce et non moins précieuse de consoler toujours.
>
> (Gallard, *clinique de la Pitié.*)

INTRODUCTION.

Nous n'avons pas la prétention de jeter une lumière nouvelle sur les moyens de guérison du cancer. Nous serions trop heureux qu'il en fût ainsi. Faute de mieux, nous nous sommes donc résigné à exposer dans ce travail le fruit de nos recherches et de notre observation personnelle, pour ce qui regarde cette triste maladie en général, et son traitement en particulier.

Le cancer est jusqu'ici regardé comme incurable. Ce mot, si terrible, rend trop souvent le praticien inactif. Il reste dans une douloureuse expectation après avoir mis sa responsabilité à couvert en dévoilant aux parents de la malade le sinistre pronostic. Cependant la maladie augmente ; à la faiblesse qu'elle amène se joignent des souffrances intolérables, une suppuration infecte qui dégoûte l'entourage le plus affectueux et la malade elle-même. Au mal physique qui torture la malheureuse vient donc s'ajouter la tristesse la plus amère de se voir un objet d'horreur pour tous ceux qu'elle aimerait à voir près d'elle. Ne pense-t-on pas que cette situation pénible ne soit de nature à hâter le dénouement? N'est-il pas du devoir du médecin, s'il ne peut guérir la maladie, de faire au moins tout ce qui est en son pouvoir pour en enrayer la marche ; et si le mal triomphe de ses efforts, n'est-ce pas un grand service qu'il rendra à ses malades en soulageant, autant que possible, leurs souffrances physiques? Et s'il leur épargne encore cette torture morale de faire fuir tous ceux qu'elles aiment, il arrivera qu'elles s'éteindront après avoir conservé jusqu'au dernier moment la plus heureuse illusion sur la gravité de leur situation. Tel est le but que nous nous sommes proposé ; on voudra bien, si nous ne l'avons pas atteint, nous tenir compte de l'intention qui nous a dirigé.

DIVISION DU SUJET.

Nous avons cru devoir diviser notre sujet ainsi qu'il suit :

I. Considérations générales.

1° Anatomie et physiologie de l'utérus;

2° Quelques mots d'anatomie pathologique sur le cancer de l'utérus; ses diverses formes; son siége le plus habituel;

3° Étiologie;

4° Symptômes, marche, durée, terminaison.

II. Traitement.

1° Prophylactique;

2° Curatif ou chirurgical;

3° Palliatif.

I. Considérations générales.

§ 1er. — Anatomie et physiologie de l'utérus.

L'utérus est l'organe de la gestation. Il a la forme d'une petite poire aplatie sur ses deux faces. A peu près au tiers inférieur il présente une sorte d'étranglement qui le sépare en deux parties; c'est ce que l'on a appelé l'isthme de l'utérus (*isthmus uteri*). On a donné le nom de *col* à la partie qui se trouve au-dessous, et de *corps* à la partie qui se trouve au-dessus de l'isthme.

Nous verrons dans le cours de cette étude que cette distinction a son importance au point de vue pathologique et chirurgical.

Le col de l'utérus n'est pas le même chez la vierge et chez

la femme qui a eu des enfants. Chez la première il a, selon M. Richet, de 25 à 30 millimètres de longueur; il se termine en forme de cône. Cette extrémité présente un orifice circulaire et quelquefois transversal. On nomme lèvre antérieure la partie qui se trouve en avant de cet orifice, et lèvre postérieure la partie qui se trouve en arrière. L'ensemble de ces parties forme ce que l'on appelle le *museau de tanche.*

Chez la femme qui a eu des enfants, le col n'est plus cônique, mais aplati, il est aussi plus court et plus gros. L'orifice du museau de tanche, au lieu d'être circulaire ou simplement représenté par une petite ligne transversale, est plus ou moins entr'ouvert et présente des éraillures plus ou moins nombreuses et plus ou moins profondes qui sont la conséquence de l'accouchement.

L'utérus est suspendu au milieu du petit bassin, au moyen des ligaments larges qui ne sont autre chose que deux replis péritonéaux qui lui permettent une certaine mobilité dans tous les sens. On comprend sans peine que si ces ligaments ont été tiraillés par le produit d'une ou plusieurs grossesses, leur laxité sera beaucoup plus grande que chez une femme qui n'a jamais conçu, et pourra même aller jusqu'à permettre l'abaissement de l'utérus, ce qui ne s'observe que trop fréquemment chez les femmes qui ont eu plusieurs enfants.

Dans l'état normal, l'utérus se trouve situé sur la ligne médiane, dans le petit bassin. La face antérieure est en rapport avec la face postérieure de la vessie, et sa face postérieure avec la face antérieure du rectu m

Le fond ou plutôt le bord supérieur est en rapport avec l'intestin grêle. Les bords latéraux sont enveloppés par les replis péritonéaux qui forment les ligaments larges.

Quant à la petite extrémité, ou extrémité inférieure ou col, elle va faire saillie dans le vagin qui s'insère tout autour d'elle, à peu près à l'union du tiers supérieur avec les deux tiers inférieurs. Cette insertion se fait cependant un peu plus bas en avant qu'en arrière, ce qui fait que le cul-de-sac antérieur est moins profond que le cul-de-sac postérieur.

Les rapports de l'utérus avec le péritoine, qui le sépare des viscères dont nous avons parlé, sont excessivement importants. Le péritoine recouvre la totalité du corps de l'utérus. A la partie supérieure il y adhère intimément; puis, à mesure qu'il descend sur la face antérieure, cette adhérence devient beaucoup moins grande. Arrivé au niveau de l'isthme, il se réfléchit sur la paroi postérieure de la vessie, en formant ce qu'on appelle le cul-de-sac vésico-utérin, qui est assez élevé chez la petite fille, moins chez l'adulte, et s'abaisse beaucoup chez la multipare et la vieille femme. Le col à la partie antérieure n'est donc séparé de la paroi vésicale que par du tissu cellulaire. Le péritoine tapisse la paroi postérieure de l'utérus comme la paroi antérieure, avec cette différence qu'il descend jusqu'à la partie supérieure de la paroi vaginale postérieure, où il forme, en se réfléchissant sur le rectum, le cul-de-sac recto-vaginal. On remarquera que le cul-de-sac recto-vaginal descend très-bas, et que le cul-de-sac postérieur du vagin remonte très-haut, ce qui doit rendre très-circonspect, dans bien des circonstances, à cause de la facilité effrayante avec laquelle on pénétrerait dans la cavité du péritoine.

Tous les mois l'utérus est le siége d'une congestion intense qui se termine par une hémorrhagie dont la durée varie, dans l'état de santé, de deux ou trois jours à une semaine. Ce phénomène, qui est essentiellement physiologique, coïncide avec la maturité et la rupture d'une vésicule de Graaf. Nous verrons plus loin qu'en dehors de ces conditions, les hémorrhagies utérines doivent éveiller l'attention du médecin. L'apparition et la cessation de ce phénomène sont très-variables suivant les personnes, les climats, le genre de vie et le tempérament. En moyenne, on peut dire que la menstruation s'établit de 12 à 16 ans chez les jeunes filles de la ville, et un peu plus tard chez les jeunes filles de la campagne. L'époque de la ménopause, ou cessation des règles, est bien plus variable encore. Nous avons vu des femmes de 36 à 38 ans, qui avaient complètement cessé d'être réglées, tandis que d'autres l'étaient encore à 50 ans. Nous ne parlerons pas de ces cas merveilleux où l'on a vu des femmes de 60 et même 70 ans conserver leurs règles et leur fécondité (1). En général, on peut poser comme principe que l'âge de la ménopause est de 45 à 50 ans. On pourrait être tenté de croire que plus tôt les règles se seront montrées chez une femme, plus tôt arrivera chez elle la ménopause ; et plus tard elles auront fait leur première apparition, plus tard aussi la femme conservera son aptitude à la conception, et que la nature aura ainsi égalisé la période d'activité des fonctions génératrices, ou ce qu'on pourrait appeler la vie sexuelle, chez la plus grande partie des femmes. Il n'en est pas ainsi, et ce sont précisément les femmes qui ont commencé à voir leurs règles de très-bonne heure qui les perdent à l'âge le plus avancé; tandis que celles qui ont été réglées fort tard sont celles chez lesquelles la ménopause arrive le plus vite (2). C'est là un fait digne de remarque, et qui a son importance au point de vue de la pathologie de l'utérus.

§ 2. — ANATOMIE PATHOLOGIQUE.

Nous ne nous étendrons pas sur l'histologie du cancer, les opinions des plus célèbres micrographes étant encore à l'heure présente beaucoup trop contradictoires.

Lebert considère le cancer comme une substitution et non comme une transformation de tissus, et il a admis plusieurs variétés du cancer : l'encéphaloïde, le squirrhe, le colloïde, l'hématode et le mélanique.

(1) J. Béclard: Traité de physiologie. 5e édition, page 1122.
(2) A Courty : Traité pratique des maladies de l'utérus, page 328.

Virchow pense que les cellules cancéreuses n'ont rien de spécifique, et que la tumeur cancéreuse, soit squirrhe, soit encéphaloïde, est formée d'un tissu dans lequel se rencontre une trame de tissu conjonctif de nouvelle formation, circonscrivant des alvéoles qui contiennent un suc crémeux tenant en suspension des cellules qui se rattachent au type épithélial. Quant au cancroïde il diffère, suivant lui, du carcinome par l'absence de la trame de nouvelle formation, et en ce que les cellules sont infiltrées dans les tissus de la partie malade.

M. Robin reconnaît comme Virchow la nature épithéliale des éléments qu'on a appelés cellules cancéreuses, et prenant pour base unique de sa classification ce caractère anatomique, il n'établit pas de distinction entre le cancroïde et le carcinome, et il englobe dans une même étude l'encéphaloïde, le squirrhe, le cancroïde, qu'il décrit sous le nom collectif d'épithéliome,

MM. Cornil et Ranvier établissent une distinction tranchée entre le carcinome qui comprend le squirrhe et l'encéphaloïde et l'épithéliome. Si cette distinction peut être faite au point de vue anatomique, il ne saurait en être de même au point de vue clinique, et l'on doit comprendre sous le nom de cancer, non-seulement le carcinome représenté par le squirrhe, l'encéphaloïde, le colloïde, mais aussi le cancroïde.

Pour nous, quoi qu'il en soit de toutes ces distinctions, nous appellerons cancer, avec M. Courty : « toute maladie caractérisée par la double tendance, 1° à détruire le tissu de l'organe ; 2° à se reproduire sur place, ou à s'étendre aux organes voisins avec plus ou moins de rapidité, quelles que soient d'ailleurs les affections qui président au développement de cette maladie, ou les formes anatomiques qui la représentent » (1).

(1) Courty, Traité pratique des mal. de l'utérus, 1872, 2e édit., p. 993.

Le cancer de l'utérus au début, comme tous les autres cancers, est une tumeur formée par une trame de tissus conjonctifs, dont l'abondance varie, et circonscrivant des alvéoles plus ou moins remplies de cellules qui se présentent avec des formes diverses. Dans le squirrhe le tissu conjonctif domine, les cellules sont en petit nombre, et la tumeur crie sous le scalpel quand on l'ouvre. Elle est dure et offre à la coupe un aspect mat et grisâtre. Dans l'encéphaloïde, au contraire, les cellules sont nombreuses, le tissu conjonctif rare, les vaisseaux plus développés, la tumeur est de couleur blanchâtre ou rosée, de consistance caséeuse, et ressemble à la matière cérébrale, d'où son nom. D'autres fois le tissu s'infiltre d'une matière amorphe, semi-transparente, qui le fait ressembler à une gelée, ce qui a fait donner le nom de colloïde ou gélatiniforme à la tumeur ainsi formée. A une époque plus avancée la tumeur s'ulcère, les bords de l'ulcération sont décollés, végétants, irréguliers ; le fond est fongueux, grisâtre et constitué par des détritus provenant du tissu dégénéré. Le tissu sous-jacent est mou dans certains points, dur dans d'autres et saignant au moindre contact. A cette époque il est difficile de distinguer à quelle variété l'on a affaire : le squirrhe et l'encéphaloïde se confondent alors. C'est dans cette seconde période de la maladie que les tissus voisins sont envahis, tout d'abord les insertions vaginales, puis le tissu cellulaire périutérin sont infiltrés par la matière cancéreuse; plus tard, l'ulcération envahissant toujours, la destruction des parties devient plus considérable. Il n'est pas rare alors de voir la vessie et le rectum participer à la dégénérescence; d'où résulte la perforation de ces cavités, et l'écoulement par la vulve des matières contenues dans ces organes.

Nous avons dit déjà que nous comprenions sous le nom de cancer le squirrhe, l'encéphaloïde, le colloïde et l'épithéliome, ou cancroïde.

Cette dernière variété paraît être de beaucoup la plus fréquente. Elle débute le plus habituellement par le col de l'utérus, mais elle envahit promptement tout l'organe si l'on n'y porte obstacle.

§ 3. — Étiologie.

On peut dire que le cancer de l'utérus est plus fréquent de 40 à 50 ans d'après les relevés de Boivin et Dugès, Lebert, Scanzoni, mais malheureurement on en rencontre déjà au-dessous de 20 ans et jusqu'à 70 ans même.

Le tempérament lymphatique, quoi qu'on en ait dit, n'a pas une influence bien prouvée sur le plus de fréquence du développement de cette maladie. On a aussi beaucoup accusé le coït immodéré et surtout pratiqué avec des organes disproportionnés de produire le cancer du col.

Les avortements fréquents et surtout provoqués par des manœuvres plus ou moins dangereuses ont aussi été signalés : il en est de même des accouchements répétés.

D'un autre côté le célibat a été considéré par plusieurs auteurs comme une cause assez efficace du cancer de l'utérus. En particulier nous empruntons ce passage à l'excellent livre de M. Courty : « Mes observations, si elles sont « suffisantes, paraissent m'autoriser à conclure que chez les « vierges plus souvent que chez les autres femmes, le dé« veloppement du cancer coïncide avec les approches de la « ménopause et les troubles menstruels qui signalent cette « période ultime de la vie sexuelle. »

Dionis, Van-Swieten, Richerand émettaient aussi l'opinion que le célibat était une condition favorable au développement de cette maladie.

Breschet et Ferrus, dans le Dictionnaire de médecine en vingt et un volumes, paraissent assez sceptiques à l'égard du célibat et des excès vénériens. Il nous est démontré, disent-ils, que le cancer utérin n'est pas plus commun chez les filles publiques que chez les autres femmes; et si l'excès du coït paraît de quelque valeur dans sa production, c'est qu'il se joint souvent aux résultats plus efficaces de pratiques mises en usage, même par des femmes moins éhontées, pour cacher les suites de leurs faiblesses.

Ces mêmes auteurs font remarquer un peu plus loin que toutes les femmes qu'ils ont vues frappées du cancer utérin avaient été menstruées de très-bonne heure, plusieurs entre neuf et douze ans, et la majeure partie avant la seizième année révolue. La plupart de nos observations, ainsi qu'on pourra le voir, viennent à l'appui de cette opinion.

Il est une cause plus efficace encore, reconnue par la plupart des praticiens, c'est l'hérédité. On ne peut mettre en doute, dit Churchill (1), que la maladie ne soit héréditaire. Sans cesse on voit des exemples de mères et de filles qui succombent à des lésions semblables.

Tel n'est pas l'avis du professeur Ed. Martin (2) qui prétend que l'hérédité a un rôle bien moins important que celui qu'on lui fait jouer ordinairement. M. Martin rejette également l'opinion des auteurs français qui prétendent qu'une menstruation précoce prédispose au cancer. Nous nous permettons de faire remarquer à ce sujet que si ce n'est pas là une cause de cancer bien justifiée, la coïncidence fréquente de ce phénomène avec l'apparition ultérieure de la maladie est au moins remarquable. Quant au rôle de l'excitation vénérienne, le professeur de Berlin admet que cette ardeur des sens, au cas où elle pousserait à des rapports sexuels plus fréquents et plus variés, pourrait favoriser l'apparition du cancer. Quelle est cette variété et pourquoi cette variété ? Si par variété on entend le changement d'hommes, il s'agit principalement de prostituées, or nous l'avons dit déjà, elles ne fournissent pas une proportion plus forte du cancer utérin que les autres femmes. Mais ce sont

(1). Fl. Churchill. Maladies des femmes, 2e édit., p. 412.

(2) Contribution à l'étiologie et à la thérapeutique du cancer utérin par le professeur Ed. Martin (Berlin-Klin, Wochenschrift, 1873, n° 28.)

les affections morales dépressives auxquelles M. Ed. Martin accorde surtout une importance considérable. Un grand nombre d'auteurs sont de cet avis ; mais, sans vouloir subtiliser on nous permettra de faire ici une légère remarque. Si les auteurs qui se sont occupés des cancers de l'estomac et de l'utérus ont observé qu'ils étaient plus fréquents chez les personnes qui ont des soucis ou l'humeur triste que chez les autres, sans pouvoir en dire la raison tout comme M. Ed. Martin, ne pourrions-nous pas leur demander s'ils n'ont pas pris l'effet pour la cause ? Ne sait-on pas que rien n'est propre à porter aux idées sombres, aux soucis de toute nature, comme les affections, même les plus légères, de ces deux organes ? N'est-ce pas dans les maladies de l'estomac et de l'utérus que les patients offrent ce cachet tout particulier de tristesse, d'ennui, de dégoût pour tout ce qui les entoure ? Si l'on a rencontré plus communément le cancer utérin chez les femmes dont l'humeur était triste et chagrine, ne pourrait-on pas affirmer que le travail morbide, inconnu bien souvent, amenait cet état de dépression morale au lieu d'en être la conséquence ? Nous en dirions autant pour le cancer de l'estomac; mais revenons à notre sujet.

Voici maintenant quel est le résumé dés conclusions du Dr Martin d'après les nombreuses observations qu'il a recueillies :

« 1° Sont atteintes de *bonne heure* de cancer utérin les « femmes qui sont en bonne santé, mais dont les maris tout « en continuant à avoir avec elles des rapports conjugaux « ont été gagner ailleurs des affections des organes géni- « taux. »

M. Ed. Martin ne dit pas quel genre d'affections nous supposons qu'il veut parler de la syphilis ; mais alors pourquoi ne pas dire tout bonnement que le cancer utérin se développe de bonne heure chez les femmes qui ont contracté la syphilis d'une façon quelconque. Le principe syphilitique a été en effet accusé de produire le cancer utérin principalement par Lisfranc, Boivin et Dugès, mais d'un autre côté Parent-Duchatelet et Vidal (de Cassis) prétendent n'avoir jamais pu trouver un rapport même éloigné entre le cancer et la syphilis. Quant à nous, dans aucune des observations que nous avons pu recueillir nous n'avons rencontré d'antécédents syphilitiques.

« 2° Sont atteintes de bonne heure du cancer utérin les « femmes saines qui, en dehors de leur mari bien portant, « ont eu des relations habituelles avec un homme qui a « *quelque maladie sexuelle* actuellement, ou qui en présente « encore des traces. »

Ce cas est pour nous absolument le même que le précédent et il semble qu'il était peu important, au point de vue des résultats, de distinguer de quelle manière et avec qui la femme avait pu contracter *quelque maladie sexuelle.*

Du reste ici M. le docteur Martin devient plus vague encore et ne semble plus incriminer la syphilis d'une façon spéciale, sans cela rien ne lui aurait été plus facile que de préciser. La fin du résumé va nous édifier probablement sur l'opinion de l'éminent professeur de clinique de Berlin.

« 3° Les veuves sont particulièrement atteintes du cancer « de la matrice lorsque leur mari avait présenté des suites « (restées parfois inaperçues) d'affections contagieuses, telles « que rétrécissements de l'urèthre, etc. Il n'est pas rare que « le cancer ne se développe chez elles qu'après qu'elles se « sont mariées avec un homme sain et vigoureux. »

Pour le coup voici qui est bien clair, et M. le professeur Ed. Martin va mettre dans un cruel embarras les pères de famille soucieux du bonheur de leurs filles. Et en effet ce n'est plus, on le voit, la syphilis qui est en cause, ce ne sont même plus les autres affections contagieuses, telles que chancre mou, blennorrhagie, mais simplement leurs suites : rétrécissements de l'urèthre, etc., qui pourront préparer un si triste avenir aux femmes qui auront le malheur d'épouser un homme ayant jadis contracté quelque maladie contagieuse des organes génitaux. Jusqu'à présent on s'était inquiété, au point de vue de la famille, que l'homme qui recherchait une femme en mariage n'eût point contracté la syphilis et encore n'était-ce pas au point de vue du cancer à venir que l'on se plaçait en se renseignant autant que possible. Voici venir maintenant la blennorrhagie dont les suites (restées parfois inaperçues) vont augmenter d'une façon considérable le nombre des cancers utérins déjà beaucoup trop grand. N'est-ce pas là, comme je le disais tout à l'heure, une terrible perspective pour les familles? Combien en effet trouverait-on d'hommes qui n'aient pas contracté quelque maladie sexuelle, la blennorrhagie par exemple qui a elle seule fournit une notable quantité de rétrécissements plus ou moins accentués. Combien alors ne trouverait-on pas de femmes cancéreuses, et quel serait l'avenir du monde civilisé? Le cancer étant tout particulièrement héréditaire, il n'y aurait plus sur terre que des cancéreux avant qu'un siècle se soit écoulé.

Il est vrai que M. Ed. Martin ne reconnaît pas un rôle bien important à l'hérédité, et que pour lui l'influence des rétrécissements de l'urèthre a une valeur autrement sérieuse. Que M. le docteur Martin nous permette de le lui déclarer, mais nous aimerions encore mieux croire qu'un homme, atteint de rétrécissement de l'urèthre peut donner à une femme un rétrécissement du vagin. Cela ne nous paraîtrait pas plus bizarre que sa dernière conclusion.

§ 4. — Symptomes, marche, durée, terminaison.

Les symptômes du cancer utérin que nous allons décrire sont très-variables suivant les individus, néanmoins nous n'avons pas cru les devoir passer sous silence, sauf à signaler les cas assez nombreux qui font exception à la règle générale, aux symptômes classiques, si je puis m'exprimer ainsi.

Au début la femme éprouve un sentiment vague d'embarras, elle ressent de la pesanteur, de la gêne à l'hypogastre, les règles deviennent irrégulières, c'est-à-dire, qu'elles se montrent plus souvent que d'ordinaire et en plus grande quantité, quelquefois elles alternent avec un écoulement leucorrhéique blanc ou jaunâtre qui devient de plus en plus abondant, prend une teinte verdâtre ou souvent roussâtre par suite du mélange de sang, et est doué d'une odeur fétide caractéristique.

Il y a un peu de douleur dans l'évacuation des matières fécales, et de la difficulté dans l'excrétion des urines; les actes conjugaux laissent pendant quelque temps de l'endoloris sement dans l'utérus.

Dans un degré plus avancé du cancer la douleur devient un symptôme beaucoup plus significatif; elle s'étend au, reins, à la région sacrée, vers l'aine, à la partie supérieure de la cuisse. Alors elle est permanente, parfois sourde-parfois corrosive, mais toujours entremêlée d'élancementx vifs et courts, comparés à des coups d'aiguille, de lancette ou de couteau, au passage d'un fer rouge suivant l'intensité de ces éclairs de douleur, comme les appellent souvent les malades.

A mesure que la maladie fait des progrès, l'écoulement vaginal augmente de quantité, et entraîne quelquefois au dehors d'énormes caillots sanguins à demi putrefiés, des débris de chairs fongueuses et décomposées; cet écoulement est d'une odeur repoussante.

En résumé, les symptômes dominants sont les hémorrhagies, l'écoulement fétide, et les douleurs dont le caractère particulier est d'être lancinantes. Les auteurs qui se sont particulièrement occupés du cancer de l'utérus ont remarqué, dans la forme qu'ils appellent ulcère cancéreux primitif, que les douleurs sont plus superficielles, moins intenses ; qu'il y a une sensation de rongement plus agréable que pénible et qui, dans certains cas, excite au coït.

M. le Dr Saint-Vel, nous a parlé à ce propos d'une malade qu'il avait soignée pour un cancer du col de l'utérus, dame fort convenable d'ailleurs, mère de famille respectable à tous égards, chez laquelle cette excitation vénérienne était portée à un degré tel qu'elle n'était pas le moindre tourment de la malade. On comprend que c'est là un symptôme contre lequel le médecin devra s'empresser d'agir pour toutes sortes de raison dès qu'il aura pu le découvrir. Cela d'ailleurs, disons-le en passant, n'est pas spécial au cancer et se rencontre dans plusieurs affections inflammatoires du col de l'utérus.

Au début, le cancer du col est quelquefois dur, bosselé, et pourrait être confondu avec un polype. On prendra alors en considération l'âge de la malade, ses antécédents héréditaires, il faudra savoir si les douleurs ont un caractère lancinant, si elles sont persistantes. Si le cancer est ulcéré, il n'y a pas de méprise possible, il saigne facilement, s'étend rapidement, envahit les parois vaginales. D'ailleurs, la fétidité particulière de l'écoulement, qui est quelquefois très-abondant, la cachexie avec coloration jaune-paille de la peau, caractérisent suffisamment le cancer à une certaine époque. Et puis le spéculum et le toucher viendront dans tous les cas éclairer le diagnostic.

La *marche* de cette cruelle maladie est malheureusement sans cesse envahissante, cependant elle est plus ou moins rapide suivant les individus et la variété de cancer. Une chose digne de remarque, c'est que cette marche s'accélère d'autant plus rapide que le sujet est plus jeune. Le cancer encéphaloïde a une marche si rapide qu'elle lui a valu le nom de cancer aigu, tandis que le cancer colloïde, dit Follin, peut acquérir parfois un volume énorme sans que les éléments cancéreux augmentent, et par la seule accumulation de la matière gélatineuse amorphe. De plus, les engorgements ganglionnaires et l'infection cancéreuse se montrent tardivement dans le cancer colloïde.

La *durée* du cancer de l'utérus est donc comme on le voit fort variable. Elle serait en moyenne, d'après Lebert, de 15 à 16 mois; c'est aussi le résultat de la pratique de West-Simpson qui étend cette limite à 2 ans, 2 ans 1/2. Barker est plus consolant encore; d'après une moyenne d'observation de 26 cas, la durée commune serait de 3 ans et 8 mois.

Chez une dame encore vivante, dit-il, voilà onze ans que le diagnostic cancer utérin est porté. Elle est encore assez valide pour faire des visites, aller à l'église, parfois au théâtre, et personne ne soupçonne sa maladie, à part son mari et sa femme de chambre. Il y a au moins cinq ans que le col de l'utérus et plus d'un an que le doigt pénètre dans un vaste clapier formé par les parois de l'utérus. Ces faits viennent du reste à l'appui d'exemples analogues, cités par M. Courty, dans lesquels la maladie prend une marche lente et dure 7 à 8 ans avant d'amener la mort (1).

La *terminaison* du cancer utérin confirmé est donc, on ne le voit que trop, tôt ou tard fatale.

Cependant, pour quelques auteurs, il est hors de doute que l'épithéliome peut être enlevé en totalité sans récidive.

Nous examinerons cela quand nous parlerons du traitement. Les cas de terminaison par guérison spontanée de cancers confirmés, signalés par M. Lisfranc et par M. Duparcque, nous laissent dans un certain doute.

La terminaison fatale du cancer utérin est souvent hâtée par les complications. Une des plus ordinaires, c'est la tendance fréquente à l'existence simultanée des masses cancéreuses dans plusieurs parties du corps à la fois, et la ten-

(1) Arch. de méd., 1872, p. 606.

dance encore plus grave à la reproduction de la maladie.

La principale cause gît dans ce que Bayle et Cayol ont nommé diathèse cancéreuse ; ils ont désigné ainsi une disposition intérieure, une aptitude qui suffit dans certains cas pour donner lieu au cancer et sans laquelle toutes les causes extérieures, soit locales, soit générales, ne peuvent jamais produire cette maladie : c'est cette disposition inconnue dans son essence qui est la véritable et l'unique cause de la récidive du cancer après l'extirpation ; c'est à elle qu'est dû le développement simultané et successif de cancers dans divers organes souvent très-éloignés les uns des autres. Cette disposition peut exister longtemps et même toute la vie sans se manifester par une lésion locale.

Elle n'a pas toujours le même degré d'intensité : de là vient sans doute qu'une irritation légère suffit quelquefois pour provoquer l'apparition d'un cancer, tandis que dans d'autres cas, cette maladie a besoin pour se déclarer du concours de plusieurs causes occasionnelles très-puissantes ; de là vient encore que lorsqu'on a enlevé un cancer dans certains cas il ne se reproduit plus dans aucun organe, ou du moins est plusieurs mois, plusieurs années sans paraître. Quoi qu'il en soit de cette cause, la dégénérescence de l'utérus entraîne fréquemment une altération semblable dans d'autres parties de l'économie ; c'est ainsi que les ganglions de l'aine, que ceux du mésentère, que le tissu cellulaire abdominal, que les mamelles elle-mêmes s'affectent dans le même cas (1).

Alors on doit bien se garder de faire subir aucune opération aux malades.

La cachexie cancéreuse pour Bayle et Cayol se traduit par une fièvre lente, tandis que M. Récamier prétend qu'il y a apyrexie dans toutes les périodes du cancer ; que la fiè-

(1) Blundell dit n'avoir jamais vu coïncider le cancer du sein avec celui de l'utérus. (Diseases of women, p. 161.)

vre, si elle existe, est due au développement d'inflammations secondaires. John Leake est de l'avis de Bayle et Cayol : « Il y a, dit il (1), une fièvre lente avec sueur la nuit, diarrhée habituelle, douleur et manque de sommeil. »

L'émaciation se montre à mesure que la maladie avance; l'aspect général est cependant tout à fait différent de celui des phthisiques. Les malades du cancer ont une expression amère, ennuyée, qui est tout à fait différente de l'air épuisé des phthisiques. Les tissus sont mous, flasques ; ils tendent à l'œdème plutôt qu'au dessèchement.

L'appétit peut être vorace; le plus souvent les malades éprouvent un dégoût invincible pour les aliments; il survient quelquefois des vomissements opiniâtres qui épuisent les malades, la diarrhée alterne avec la constipation.

Les os deviennent friables, aussi voit-on les moindres chocs, les chutes les plus légères causer des fractures qui ne se consolideront jamais.

La face est jaunâtre et bouffie ; toute la peau prend une teinte terreuse et livide dans les derniers temps.

D'autres complications, telles que les hydropisies amenées par la compression des veines qui avoisinent la tumeur, les inflammations par contiguïté des tissus qui l'entourent et surtout du péritoine, les hémorrhagies répétées causées soit par la dilatation excessive des veines comprimées, soit par les progrès de l'ulcération qui s'est étendue jusqu'aux vaisseaux sanguins, l'écoulement ichoreux lui-même par son abondance qui épuise les malades sont autant de circonstances qui aggravent la maladie. Il n'est pas enfin jusqu'aux douleurs qui ne hâtent le terme fatal; elles atteignent un degré tel, disent Bayle et Cayol, qu'on a vu des malades périr dans les convulsions ou dans le délire d'une fièvre cérébrale.

Disons toutefois que l'absence complète de douleurs se

(1) John Leake, On diseases of women, vol. 1, p. 114.

rencontre quelquefois chez certaines malades. On voit même des femmes chez lesquelles un état avancé de cancer n'est pas incompatible avec une certaine fraîcheur, surtout avec un état d'embonpoint tout à fait rassurant. Mais ce sont là des exceptions.

Nous ne terminerons pas sans signaler un ordre de symptômes particuliers qui n'est pas très-rare et qui amène à lui seul la mort des malades : nous voulons parler de l'hydronéphrose unilatérale ou double déterminée par l'extension du cancer au bas fond de la vessie, et par la compression des uretères. M. le professeur Ed. Martin (1) dit l'avoir rencontrée 57 fois sur 93 autopsies. Consécutivement à la diminution de l'excrétion urinaire qui peut, dit il, être moins de 200 grammes dans les 24 heures, il se produit dans certains cas, soit des vomissements aqueux très-opiniâtres qui durent des semaines entières, soit de la diarrhée, soit encore malgré la position horizontale, un œdème des membres et de la face qui est surtout accusé le matin. Le coma et le délire se voient aussi quelquefois, enfin tout le cortége des accidents urémiques capables à eux seuls d'amener la mort de la malade.

Voici une observation relative à ces accidents qui a été présentée à la Société anatomique et que nous empruntons aux *Annales de Gynécologie*, numéro du mois de mars, p. 231.

Observation I. — Cancer de l'utérus. — Oblitération des uretères. — Urémie (forme gastrique). Par M. Carpentier-Méricourt, interne provisoire des Hôpitaux de Paris.

S... (Marguerite), âgée de 58 ans, née à Colmar, est entrée le 14 janvier 1874 à l'Hôtel-Dieu, dans le service de M. Dujardin-Beaumetz. D'une bonne santé habituelle, elle n'accuse qu'une pneumonie antérieure. Elle n'a jamais eu d'enfants et a cessé d'être réglée depuis six ou sept ans.

(1) Ed. Martin. Berlin-Klin. Wochenschrift, 1873, n° 28.

Elle n'avait jamais rien ressenti du côté des organes pelviens, lorsqu'il y a deux ans, à la suite d'un violent chagrin (la mort de son mari), elle a été prise, dit-elle, d'une métrorrhagie abondante qui l'effraya beaucoup ; cette perte s'arrêta au bout de quelques jours, mais elle fut remplacée par une leucorrhée persistante.

Après des marches excessives et après un travail forcé, réapparition de ces pertes qui cessaient rapidement ; mais depuis quelque temps, un écoulement sanguinolent, roussâtre, fétide, est presque continu; la malade, de plus, accuse des douleurs abdominales et lombaires qui ne la quittent plus.

Elle entre à l'hôpital le 14 janvier 1874. Santé générale assez satisfaisante. La malade est très-grasse, pas émaciée le moins du monde, n'a pas la teinte caractéristique du cancer, mais seulement un peu de pâleur de la face et des téguments. Perte d'appétit, dégoût des aliments, de la viande surtout. Ne mange que de la soupe et des laitages. Fréquemment des nausées, rarement des vomissements, qui, du reste, ne présentent rien de remarquable et renferment de la bile et quelques aliments.

Elle est un peu constipée depuis quelque temps déjà.

La miction se fait régulièrement, dit la malade, elle urine même beaucoup et se plaint d'avoir toujours soif, elle boit comme elle urine c'est-à-dire trois à quatre litres de liquide.

Le palper abdominal éveille des douleurs s'irradiant au-dessus du pubis, dans les fosses iliaques; dans les lombes, la pression est douloureuse aussi, mais moins cependant.

Toucher vaginal. — Au toucher le doigt entre dans une masse granulée, fongueuse, saignante, et ne peut établir la limite entre les parois du vagin et le col utérin ; une masse cancéreuse donnant un ichor fétide, occupe toute la région. Pas de propagation au rectum.

Diagnostic. — Cancer du vagin et de l'utérus, ayant détruit la portion vaginale du col. Au bout de quelques jours de séjour à l'hôpital, la malade fait remarquer qu'elle urine moins. En même temps, elle a des nausées plus fréquentes, puis elle se met à vomir les jours suivants.

Ces vomissements ne présentent pas de caractère spécial, pas de coloration noirâtre, ils surviennent aussi bien avant qu'après l'ingestion des aliments.

L'examen attentif de la région épigastrique ne fait constater aucune tumeur ni à l'estomac, ni du côté du foie.

La malade qui a perdu tout appétit accuse une soif vive, et ne prend plus que du lait, de l'eau de seltz et de la glace. Mais les vomissements n'en sont pas moins fréquents, alternant avec quelques hoquets qui fatiguent cruellement la malade.

Cet état et les douleurs lancinantes dans le petit bassin, dans les cuisses, empêchent tout sommeil et la malade prie instamment qu'on la fasse dormir. Deux jours de suite on lui fait, le soir, une injection hypodermique de chlorhydrate de morphine, mais on cesse sur la demande expresse de la malade qui les accuse de la rendre « toute drôle » et de ne pas la faire même sommeiller.

La persistance de ces vomissements, en même temps que la lenteur du pouls, l'abaissement à la main, de la température du corps, porte M. Beaumetz à diagnostiquer les symptômes d'urémie tenant probablement à une compression des uretères par la tumeur du bassin.

La température axillaire prise le 21 février, au matin, est de 36° ; le soir, à la visite, la malade était morte, elle s'était éteinte lentement, pour ainsi dire par surprise, après avoir causé avec ses voisines, avec la religieuse du service; ayant conservé sa connaissance jusqu'au bout, et sans avoir rien présenté d'extraordinaire, ni coma, ni convulsions. Dans la journée, elle paraît cependant avoir eu moins de nausées, mais des hoquets assez fréquents, sans vomissements. Elle se plaignait aussi d'être fatiguée et essoufflée.

Autopsie. — 29 heures après la mort. Cadavre ayant un notable embonpoint. Face pâle, anémiée, mais pas la teinte jaune-paille du cancer. A la coupe, épaisseur considérable de tissu adipeux.

Poumons. — Ne présentent rien. Un noyau induré seulement au sommet gauche.

Cœur. — Couvert d'une masse considérable de graisse. *Cor bovis.* Hypertrophie très-grande des parois du ventricule gauche. Dilatation uniforme de l'aorte, qui présente des signes d'aortite, des plaques jaunâtres, sous la muqueuse non indurée. Rien aux valvules. Pas de caillots.

Foie. Rate. Intestins. — Rien d'anormal.

Estomac. — A peu près vide, un peu de lait caillé seulement. Les organes génito-urinaires présentent les particularités suivantes :

Reins. — Différents de volume et d'aspect. Difficiles à décortiquer. La capsule très-épaissie est très-adhérente surtout en quelques endroits, à l'extrémité supérieure, par exemple, où elle cache une sorte de cicatrice du rein.

En ces points adhérents, la face interne de la capsule est très-vasculaire.

M. Liouville a bien voulu examiner l'état des reins et a constaté :

de la néphrite, de la sclérose qui paraît également prononcée dans la substance corticale et dans la substance tubulaire avec atrophie d'un certain nombre de glomérules de Malpighi.

Les reins présentent les dimensions suivantes :

Rein gauche, un peu atrophié, paraît légèrement arrondi, longueur 11 cent., largeur 4 cent. épaisseur 2 cent. 05.

Rein droit, assez volumineux, allongé; longueur 13 cent., largeur 7 cent. 05, épaisseur 3 cent.

Uretères. — Très-dilatés, se présentent sous l'aspect de cordons blanchâtres, transparents, ressemblant beaucoup à l'intestin de l'enfant. Comme les reins, ils offrent entre eux des différences.

A gauche bassinet très-dilaté, si on l'aplatit il a une longueur transverse de 3 cent. 05.

A gauche uretère très-dilaté aussi, 4 cent. de circonférence.

A droite bassinet peu dilaté, aplati, 1 cent.

A droite uretère, moins dilaté, 3 cent. de circonférence dans la portion inférieure qui est la plus distendue. On peut suivre le trajet des uretères et les isoler des parties voisines, jusqu'au point où ils vont contourner l'utérus, là, ils sont englobés dans une masse dont il est impossible de les isoler, ils ne sont pas froncés et ne paraissent pas brusquement rétrécis. En pressant fortement sur l'uretère distendu, on peut faire sourdre dans la vessie quelques gouttes de liquide entraînant avec lui des petits grumeaux blanchâtres, identiques à ceux que nous retrouverons dans la masse cancéreuse. L'uretère gauche contient plus de liquide que le droit, le rein est fendu et le liquide recueilli est examiné au laboratoire de l'Hôtel-Dieu par M. Roux : on a constaté la présence de carbonate d'ammoniaque; peut-être, il y avait de l'urée, mais (l'examen a été fait trois jours après la mort) la présence, dans le liquide, de matières organiques, cellules épithéliales, globules blancs et rouges, pourrait expliquer l'ammoniaque rencontrée. On n'a pas, au microscope, trouvé de cristaux d'acide urique.

Vessie. — Peu d'urine, dans laquelle flottent quelques grumeaux blancs, ayant l'aspect de grains de semoule agglomérés, grains détachés d'une plaque cancéreuse dure, occupant le bas-fond de la vessie, on distingue sur cette plaque deux saillies en forme de virgule dont la base répond à l'orifice des uretères qu'elle bouche et dont le sommet se reliant à celui du côté opposé forme une sorte de rigole conduisant à l'orifice vésical de l'urèthre. Les autres portions de la vessie sont indemnes.

L'urèthre a sa muqueuse congestionnée et striée de fins vaisseaux parallèles à sa direction.

Utérus. — Envahi à peu près totalement par le cancer, sauf dans le tiers supérieur qui est mollasse et contient dans sa cavité, ayant le volume d'un œuf de pigeon, un liquide roussâtre, avec détritus blanc jaunâtre.

En prenant entre les doigts la vessie, la portion inférieure de l'utérus et le vagin, on ne sent qu'une masse dure, faisant cependant deux saillies notables de chaque côté de la ligne médiane.

Si l'on fend l'utérus et le vagin, on voit que ce dernier se confond insensiblement avec le corps de l'utérus (on ne distingue plus de col) transformé en une masse cancéreuse, blanchâtre, granitée. Les lymphatiques utérins sont gorgés de matières cancéreuses. Au niveau de l'orifice vésical de l'uretère droit, il y a un ramollissement et une désagrégation notable de la tumeur, il s'est formé là une sorte de caverne qui n'est séparée de l'intérieur de la vessie que par une mince cloison qu'on romprait facilement. Il se serait en ce point bientôt formé une fistule vésico-utéro-vaginale.

Les ovaires forment chacun un kyste, plus volumineux à droite qu'à gauche.

A droite, par la pression, on fait refluer un peu de liquide dans la trompe. Le kyste a le volume d'un œuf de poule.

Rectum. — Pas d'altération de la muqueuse. Le cancer n'a pas encore envahi les parois de cet intestin. Il y avait dans le rectum quelques matières fécales durcies.

Réflexions. — Cette observation, analogue à une autre présentée à la Société anatomique, par M. Liouville, dans le courant de 1873, vient à l'appui :

1° De l'opinion émise par M. Wannbrucq (de Lille) et M. Lasègue, à savoir : que souvent dans le cancer utérin, la mort survenait par suite de l'oblitération des uretères et non par suite de la cachexie cancéreuse. Dans notre cas, en effet, bien que les lésions fussent très-avancées, la malade, loin d'être emaciée et cachectique, présentait un très-notable embonpoint.

2° Des remarques de M. Bourneville sur l'abaissement de la température dans l'urémie ; c'est, du reste, cette particularité qui a fait poser le diagnostic : Urémie (forme gastrique).

On remarquera aussi dans ce cas les relations entre l'excrétion de l'urine et les vomissements; au début la malade urinait beaucoup, peu de vomissements; dans la dernière période, peu d'urine, hoquets et vomissements fréquents.

M. Charcot fait remarquer que, vraisemblablement, l'absence du coma et de convulsions était due à la persistance de ces vomissements répétés qui auront été ainsi un mode d'élimination de l'urée. (Séance du 27 février 1874.)

II. — Traitement.

On voit, par ce que nous avons dit, que le tableau de cette cruelle maladie est profondément triste. Cependant, si l'on n'a pu jusqu'ici arracher à une mort certaine ces malheureuses victimes, du moins est-on arrivé à lui en disputer un grand nombre pendant un temps souvent assez considérable. Nous distinguerons avec Boivin et Dugès le traitement, en préventif, curatif (ou plutôt chirurgical) et palliatif.

§ 1. — Traitement prophylactique.

Nous avons dit plus haut que l'une des causes les plus sérieuses de cancer était l'hérédité. Par suite de quelle mystérieuse influence l'individu, né d'un cancéreux, échappe-t-il quelquefois à la manifestation de la diathèse, tandis que des enfants nés en apparence d'individus sains seront au contraire victimes de cette maladie, c'est ce que l'on ignore jusqu'à ce jour et ce qui importe peu à notre sujet.

Il nous suffit de savoir que tout individu né de parents ayant présenté des manifestations cancéreuses, de quelque forme qu'elles aient été, se trouve par le fait même en puissance de cancer, si l'on nous permet cette expression qui rend bien notre pensée. C'est pour nous un diathésique au même point de vue qu'un individu qui est sous l'influence de la diathèse scrofuleuse. Cette diathèse, comme toutes les autres, n'attend qu'une cause occasionnelle pour donner lieu à ses manifestations.

N'est-il pas d'observation journalière que le moindre traumatisme chez un scrofuleux amène une inflammation et une suppuration interminables? De même chez les cancéreux tout travail morbide tend à se transformer en manifestation de la diathèse.

Quel sera donc, en présence d'une situation aussi grave, le devoir du médecin consulté par une femme qui se plaindra de troubles de la menstruation et de souffrances du côté des organes génitaux? Notez, entre parenthèse, que ces troubles et ces souffrances sont déjà fort accentués, la plupart du temps, quand la malade se décide à demander les secours du médecin.

Quel sera donc le devoir de l'homme de l'art, en pareille circonstance ? S'enquérir aussi minutieusement que possible et avec tout le tact que nous supposerons à un homme intelligent et bien élevé des antécédents héréditaires de sa malade.

C'est là, pour nous, une nécessité de premier ordre. Et, en effet, si par vos recherches vous avez pu vous assurer que l'ennemi est là caché derrière cette métrite (je suppose) qui fait l'objet présent de la consultation, n'êtes-vous pas mieux préparé à combattre les premières manifestations du mal que vous prévoyez, et dont vous pourrez surveiller les approches, et à retarder quelquefois ses progrès et son issue fatale assez longtemps pour que cela soit presque l'équivalent d'une guérison? Sans doute les cas dont nous parlons ici ne se rencontrent que trop rarement, mais nous tenons à les signaler puisqu'il n'y a lieu, bien entendu, à un traitement préventif que dans ces cas où l'on a des motifs de craindre l'apparition de la maladie. Mais en quoi consistera le traitement prophylactique? A éviter tout ce qui pourra congestionner l'utérus et hâter l'évolution du mal. Pour cela la plupart des chirurgiens conseillent les bains, un régime sévère, les purgatifs, les sudorifiques et l'application de quelque exutoire. On devra, bien entendu, proscrire autant que possible l'excitation des organes génitaux, le coït fréquemment répété, surtout si l'on a lieu de supposer qu'il y a disproportion entre les organes, de telle sorte que le col de l'utérus soit soumis à des chocs réitérés qui ne peuvent qu'exercer sur lui une funeste influence. Il est bien évident que tout cela est plus théorique que pratique, mais nous l'avons dit déjà, nous laissons à la sagacité et au tact du médecin de lever, autant qu'il lui sera possible, les difficultés qui se présenteront à lui. C'est à lui de mettre en œuvre, tour à tour et suivant les cas, son autorité, sa persuasion, tous les moyens, enfin, dont il dispose pour faire suivre ses conseils par ses malades.

Aussitôt que des désordres se manifesteront du côté des organes génitaux, le médecin devra se rendre un compte exact du mal par le toucher et le spéculum, et s'efforcer d'en obtenir la prompte guérison, dans la crainte de voir dégénérer en cancer des lésions qui n'offraient d'abord que peu de gravité. Du reste, rencontrerait-il un cancer ayant déjà pris possession du col, raison de plus pour qu'il se félicite de n'avoir mis aucun retard à examiner la malade. En effet, plus tôt il aura reconnu la maladie, plus il aura de chances de pouvoir lui appliquer le traitement curatif dont nous allons parler tout à l'heure, et d'en obtenir des résultats satisfaisants.

Tout en conseillant d'examiner aussitôt que possible les malades, nous devons mettre en garde contre un écueil que présente l'emploi du spéculum dans certains cas. On ne saurait trop s'assurer tout d'abord que la dégénérescence n'a pas envahi le vagin, car, dans ce cas, on pourrait occasionner des accidents très-graves, tels que la perforation des parois vaginales avec tous les inconvénients qu'elle pourrait amener. La dégénérescence des tissus ayant considérablement diminué leur résistance, on ne saurait tro se prémunir contre ce fâcheux résultat de l'exploration. Du reste, le toucher donne des renseignements plus précieux que la vue, et M. Gallard à ce sujet est de l'avis d'Aran : « Si, dit cet auteur, des divers modes d'exploration, j'étais mis en demeure d'en choisir exclusivement un seul, ce serait le toucher que je garderais à ma disposition, préférablement à tout autre, fût-ce même le spéculum. »

§ II. — Traitement curatif ou chirurgical.

Nous allons étudier maintenant ce que nous avons appelé le traitement curatif, nous devrions dire chirurgical, car le mot curatif nous engage beaucoup ; cependant c'est le mot employé, il est consolant, nous préférons lui laisser son nom. C'est de tous les traitements que nous avons signalés, le plus important, on le comprend aisément.

Nous n'avons parlé que pour mémoire du traitement prophylactique, nous ne nous faisons pas illusion sur le peu de chance que l'on a d'être à même de l'employer. Mais avant d'entreprendre la question du traitement chirurgical, nous devons dire quel est son but, et quelles sont les conditions et les circonstances qui indiquent où contre-indiquent son application, puis nous étudierons successivement les différentes méthodes employées, nous appliquant à faire ressortir les avantages et les inconvénients de chacune.

Le but du traitement chirurgical est d'enlever complètement le tissu malade et de prévenir autant que possible la récidive, c'est pour cette raison qu'on l'a aussi appelé traitement curatif. Il faut donc que la partie malade soit accessible aux divers instruments que nécessite l'opération.

Pour nous, l'indication de ce traitement est unique, il faut que le mal soit localisé au museau de tanche, ou tout au moins qu'il ne dépasse pas les insertions vaginales, sans quoi l'on s'expose à n'enlever qu'une partie du mal et à ne faire qu'une cure palliative là où l'on espérait faire une cure radicale. Nous verrons tout à l'heure que l'on peut encore opérer lorsqu'on a l'espoir d'enlever, sinon toute la tumeur, tout au moins une grande partie, surtout lorsqu'on a affaire à une de ces tumeurs fongueuses, saignant facilement, qui, par les hémorrhagies répétées dont elles sont la cause, épuisent les forces des malades. En agissant de la sorte on se propose, en outre, de diminuer autant que possible les chances d'infection cancéreuse.

Les contre-indications à l'ablation des parties malades, sont :

L'extension du mal aux parties voisines, vagin, ganglions lymphatiques, l'immobilité de l'utérus, l'altération de la santé générale. Toutes ces circonstances révèlent, en effet, que le mal est hors des atteintes du chirurgien. En pareil cas, on devra même s'abstenir avec d'autant plus de rigueur de l'amputation du col, que cette opération ne pourrait qu'activer les progrès de la maladie, résultat précisément opposé à celui que l'on se proposerait.

Dans les cas où le cancer a envahi seulement le corps de l'utérus ou bien encore dans le cas où il a débuté par le fond de l'utérus, ce qui est relativement rare, on a proposé et même pratiqué l'extirpation complète de la matrice. Les résultats obtenus par Sauter en 1822, Hoëlscher en 1824, par Siebold la même année et la suivante par Langenbeck, en 1825 et en 1829, Blundell en 1828, Banner 1828, Lizars même année, Récamier 1829 et 1830, Roux 1827, Dubler 1830, Delpech, Granville, à peu près à la même époque et consignés dans le Traité de médecine opératoire de M. Velpeau (t. IV, p. 428) ne sont pas assez encourageants pour nous faire accepter cette opération. Aussi, la repoussons-nous vivement. « Sans y comprendre les faits douteux de Monteggia, d'Osiander, etc. (dit M. Velpeau, dans le même ouvrage), voilà donc, en y ajoutant celui de Paletta, dont la malade mourut le troisième jour d'une péritonite intense, vingt-trois extirpations de matrices authentiques, incontestables, pratiquées depuis vingt ans, et sur ce nombre pas une guérison permanente !

« Y a-t-il rien en chirurgie de plus effrayant? et la conséquence d'un aussi triste résultat n'est-elle pas qu'on doit bannir cette opération de la pratique? »

Depuis l'époque où M. Velpeau s'exprimait ainsi sur les dangers de l'extirpation de la matrice, de nouvelles tentatives ont été faites, en voici le résultat :

	Opér.	Guér.	Mort.
Clay..............................	3	1	2
Heath..............................	1	0	1
Burnham..........................	9	2	7
Kimball............................	3	1	2
Parkman..........................	1	0	1
Peaslee	1	0	1
Kœberlé	1	1	0
Baker-Brown	1	0	1
Vells	1	0	1
Buckingham.......................	2	1	1
Storer	1	0	1

Parmi ces opérations, dix-sept furent pratiquées en 1863, et il y eut *deux* guérisons seulement. Celle de Clay, de Kœberlé, Baker-Brown, Burnham, Lands, Buckingham, Storer, pratiquées depuis 1863, donnèrent quatre guérisons et trois morts. (American med. Times, janvier 1866) (1).

En somme, six guérisons seulement sur vingt-quatre opérations. A coup sûr ce résultat n'est pas aussi tristement négatif que celui que rapporte M. Velpeau, mais il est encore assez peu encourageant.

« D'ailleurs, c'est encore M. Velpeau qui parle, quelles chances promet l'extirpation de la matrice devenue cancéreuse?

(1) Extrait du Bulletin de thérapeutique, 1871.

« Tant que le cancer n'a pas envahi tout l'organe, l'excision pure et simple permettant de remonter très-haut, doit suffire. Lors au contraire que la maladie occupe la totalité de l'organe, comment être sûr qu'elle n'en occupe aucun autre ? Sous ce rapport, l'homme le plus exercé ne peut acquérir que des probabilités plus ou moins fortes, et jamais de certitude. Comment donc, avec de pareilles données, se résoudre à pratiquer une opération si redoutable (1)? »

Nous ne nous étendrons pas davantage sur cette terrible opération et nous reviendrons à l'amputation du col puisque c'est la seule opération qui présente des chances sérieuses de succès.

L'excision du col peut être faite, soit par le bistouri, soit par l'écraseur linéaire de Chassaignac, soit par le serre-nœud métallique de M. Maisonneuve, soit encore par l'anse galvanique.

C'est Osiander qui, au commencement de ce siècle, pratiqua le premier l'amputation du col de l'utérus qu'avaient entrevue et conseillée bien avant lui, à différentes époques, Hippocrate, A. Paré, Lauvariol, Wrisberg et Monteggia. Il fut bientôt suivi dans cette voie par Dupuytren, Récamier, Lisfranc et par la plupart des chirurgiens qui suivirent.

Nous ne nous étendrons pas sur le manuel opératoire employé.

Disons seulement qu'il comprenait deux méthodes, dont l'une, celle de Récamier, consiste à amputer sur place, c'est-à-dire sans abaisser la matrice, et la seconde, au contraire, à amener le col de l'utérus par des tractions lentes jusqu'à l'orifice de la vulve avant de pratiquer la section par le bistouri. Cette seconde méthode, dite d'abaissement et due à Lisfranc était la plus généralement répandue comme étant la plus commode.

(1) Velpeau, Traité de méd. opérat., t. IV, 2e édit.

Nous renvoyons pour la description du procédé opératoire aux cliniques chirurgicales de la Pitié faites par le savant chirurgien.

Nous ferons plusieurs reproches à ces deux méthodes. Pour la première, nous n'aurons pas besoin d'insister sur les difficultés et les dangers que présente le maniement du bistouri au fond du vagin. Qu'il nous suffise de dire que l'on a vu trop souvent arriver la perforation du péritoine de la vessie ou du rectum et l'on aura une idée des inconvénients de la méthode de Récamier.

Pour ce qui est du procédé de Lisfranc, il nous est difficile d'admettre que les tiraillements exercés sur les ligaments de l'utérus n'aient pas été souvent cause de ces péritonites mortelles consécutives à tant d'opérations. M. Demarquay est de cet avis et il attache une grande importance à ne pas imprimer de mouvement d'abaissement ou de glissement à l'utérus.

Ajoutons que dans l'une comme dans l'autre méthode, le grand inconvénient est dans l'emploi de l'instrument tranchant, bistouri ou ciseaux courbes, qui expose les malades à des hémorrhagies très-graves et quelquefois même foudroyantes.

M. Cruveilhier a cité l'exemple d'une jeune dame morte quelques heures seulement après l'opération. Du reste, Lisfranc lui-même, malgré tous les succès qu'il prétendait avoir obtenus, ne pratiquait plus guère l'amputation du col que dans des cas exceptionnels vers la fin de sa carrière. Osiander y avait également renoncé quelque temps avant sa mort. Il est plus que probable qu'ils avaient éprouvé, pour en arriver là, bien des désillusions. D'ailleurs s'il faut en croire M. Pauly qui a suivi Lisfranc dans sa pratique, les succès du grand chirurgien auraient été bien au-dessous de ses revers. De tout ce qui précède, nous croyons pouvoir conclure que l'amputation du col par le bistouri ou les ciseaux, doit être rejetée comme dangereuse, que l'on emploie l'une ou l'autre des méthodes que nous avons signalées.

L'instrument tranchant a été remplacé dans les mains de la plupart des chirurgiens par l'écraseur linéaire de M. Chassaignac, qui, s'il n'est pas non plus sans inconvénients, quant à ce qui concerne l'ablation du col, met au moins à l'abri d'un des plus grands accidents de l'opération, l'hémorrhagie.

Le docteur Barker, en Angleterre, donne la préférence au bistouri sur l'écraseur linéaire, qui, d'après lui, retarde la cicatrisation. Pour nous, nous reprocherons à cet instrument d'être d'une application difficile au fond du vagin. Or, nous avons dit une fois pour toutes ce que nous pensions de l'abaissement de l'utérus. C'est une manœuvre que nous réprouvons absolument.

Il faut donc appliquer la chaîne de l'écraseur sur le col au fond du vagin et l'on est bien souvent exposé à faire trop peu ou trop. Il arrive, en effet, qu'après avoir été appliquée convenablement à l'endroit précis où l'on veut opérer la section, la chaîne glisse légèrement sur les tissus avant de les entamer à mesure que l'on opère la constriction ; on n'enlève alors que la plus grande partie de la tumeur lorsqu'on pouvait enlever la totalité, et on est obligé de recourir aux caustiques pour poursuivre les dernières racines du mal lorsqu'on pouvait en finir d'un seul coup.

D'un autre côté, si, craignant de ne pas enlever la totalité de la tumeur, on place la chaîne un peu trop haut, on court le risque plus terrible encore d'enlever non-seulement la tumeur mais une portion de la muqueuse du vagin, du péritoine, de la vessie ou du rectum.

Et, comme le dit M. Courty, ce danger n'est pas imaginaire puisque nous trouvons dans le même auteur un cas de blessure du vagin et de protrusion de l'intestin à travers l'ouverture de ce canal, rapporté par le Dr Breslau (1). Un

(1) Scanzoni's Beiträge III, 80 ; Würzburg, 1858.

cas de blessure du péritoine observée chez une malade du professeur Langenbeck, d'après le rapport du docteur Mayer à la Société obstétricale de Berlin. Un cas de blessure mortelle de la vessie et du péritoine cité par le Dr Biéfel (1).

Enfin, à ces exemples nous ajouterons une observation que nous trouvons dans la thèse de M. Lassallas.

Observation II.

Une malade était entrée à l'hôpital pour un cancer du col de l'utérus. L'affection parfaitement limitée semblait offrir les meilleures conditions pour une cure radicale. Le chirurgien du service proposa l'amputation du col qui fut acceptée par la malade. L'opération fut pratiquée au moyen de l'écraseur, l'anse formée par la chaîne embrassait le col de l'utérus pendant qu'un aide exerçait une traction modérée sur deux pinces de Museux fixées dans la partie malade. Dès que la section fut terminée, en examinant la tumeur, on reconnut qu'une petite portion du péritoine avait été enlevée. Une hémorrhagie survint pendant la journée, tamponnement au perchlorure de fer; péritonite généralisée. — Mort pendant la nuit.

Ces quelques exemples suffisent pour démontrer que, dans l'amputation du col de l'utérus, l'écraseur linéaire de M. Chassaignac n'est pas sans de sérieux inconvénients contre lesquels on ne saurait trop se tenir en garde.

Nous ne parlerons que pour mémoire de la ligature à demeure dite ulcérative pour la distinguer de la ligature extemporanée.

Cette opération est depuis longtemps tombée en désuétude.

La ligature extemporanée qui est quelquefois employée se pratique au moyen du serre-nœud de M. Maisonneuve. Ce n'est à proprement parler qu'un écraseur linéaire un peu différent de celui de M. Chassaignac ; mais il a l'avantage d'être d'un maniement plus facile, nous l'admettrions donc plus volontiers dans un grand nombre de cas.

(1) Monatssch. für Geburtsk ; March, 1858.

Il nous reste à parler de l'anse galvano-caustique. Nous devons déclarer que de tous les moyens de section du col que nous avons cités c'est celui qui nous paraît offrir le plus d'avantages. La galvano-caustique a été employée par Middeldorpf, Robert Ellis, entre autres. Les deux observations suivantes, empruntées au Dr Amussat fils, montrent quels services on en peut attendre.

Observation III.

Mme C..., âgée de 32 ans, d'un tempérament sanguin lymphatique, a perdu sa mère et sa grand'mère d'une affection cancéreuse de l'utérus. Réglée sans difficulté à 14 ans, mariée à 16, elle n'a jamais eu de grossesse. Devenue veuve au bout de dix ans de mariage, elle dut accepter un emploi sédentaire mais néanmoins fatigant, et elle ne tarda pas à éprouver des pertes utérines séro-purulentes et sanguines peu abondantes d'abord mais bientôt de plus en plus fortes, qui l'affaiblirent au point de ne plus lui permettre de remplir ses fonctions que d'une manière très-incomplète. Pas de douleurs d'ailleurs. M. le Dr Baret, après avoir essayé en vain d'arrêter les pertes et relever les forces par un régime approprié, pria M. le Dr Amussat fils de vouloir bien examiner la malade avec lui, ce qui eut lieu le 18 juillet 1868. L'exploration permit de constater une tumeur mamelonnée assez considérable de la lèvre antérieure bornée par un sillon donnant assez exactement à cette partie la forme du gland du pénis. D'après cet examen et en tenant compte des antécédents maternels, nos confrères pensèrent qu'il s'agissait d'une tumeur cancéreuse dont l'ablation devait avoir lieu sans retard.

Le 22 juillet, M. le Dr Amussat fit placer Mme C... sur les genoux, les coudes appuyés sur des oreillers et il introduisit le spéculum de Sims qu'il confia au Dr Baret. Plaçant alors le fil de platine monté sur son sécateur galvanique autour du col, dans le sillon signalé plus haut, il glissa sous la canule double une valve en buis qui fut confiée à un autre assistant. Le sécateur fut mis en rapport avec une pile de Grenet et le chirurgien opéra lentement la section du col. La partie ainsi enlevée fut remise à M. le professeur Robin, qui a bien voulu 'examiner et a déclaré que c'était une tumeur encéphaloïde.

Sans entrer dans les détails des soins qui suivirent l'opération, nous nous bornerons à dire qu'au mois de septembre suivant la cicarisation était complète. Deux ans après, M. Amussat a pu constater, par un examen attentif, que le col était toujours en bon état et que rien ne donnait alors lieu de redouter la récidive.

Observation IV.

Le 26 avril 1870, M. le Dr Cahours pria M. le Dr Amussat d'examiner une dame ayant une tumeur cancéreuse de l'utérus et de s'assurer s'il était possible d'en faire l'ablation. Cette dame, âgée de 42 ans, rapporta que sa mère était morte d'un ulcère à la matrice. Réglée à 12 ans, elle devint enceinte à 16 1/2, et accoucha d'un enfant mort; à 19 ans, naissance d'un garçon qui vit; depuis elle n'a pas eu d'autre grossesse. Ses règles cessèrent à l'âge de 36 ans, à la suite d'émotions très-vives, et depuis elle eut des pertes blanches abondantes, et de temps à autre de légères pertes sanguines, notamment après les rapports conjugaux.

L'examen que fit M. le Dr Amussat lui ayant appris qu'il existait une tumeur cancéreuse du col, au delà de laquelle on sentait une bande de tissu paraissant encore sain, il pensa qu'il était possible de tenter l'ablation, avec l'espoir d'enrayer la marche de l'affection.

L'opération eut lieu le 30 avril de la même manière que dans le cas précédent et la tumeur examinée au microscope par le Dr Hanolle, fut reconnue constituée par du tissu cancéreux.

Les suites d'abord simples furent au bout de quelques jours traversées par des accidents : écoulement sanguin assez abondant qui fut arrêté au moyen de bourdonnets de coton imbibés d'une solution de perchlorure de fer; symptômes de métro-péritonite qui furent combattus surtout par la méthode du Dr Robert-Latour, et qui cédèrent heureusement. Au mois de juillet suivant la cicatrisation était parfaite.

Revue au bout de trois ans, l'opérée a été trouvée dans un état des plus satisfaisants, et l'examen des organes de la génération n'y a fait constater aucune apparence de récidive (1).

Nous ajouterons aux deux observations qui précèdent celle qui va suivre, qui est due à M. le Dr Léon Labbé, chirurgien de la Pitié.

Observation V. — Epithélioma volumineux du col de l'utérus. — Ablation à l'aide de l'anse galvano-caustique. — Persistance de la guérison jusqu'à ce jour. — Observation recueillie par M. Coyne, interne des hôpitaux.

Mme P..., de Vitry-le-Français, âgée de 34 ans, entra, le 9 septembre 1872, salle Saint-Jean, n° 5, hôpital de la Pitié.

(1) Union médicale, extrait du Bulletin de thérapeutique, 1873, p. 39.

Cette malade s'est toujours bien portée, elle a eu deux enfants, et chaque fois ses couches, dont la dernière remonte à sept ans, se sont faites sans accidents. On ne retrouve aucun antécédent morbide dans sa famille. Depuis longtemps elle souffrait beaucoup dans le bas-ventre au moment du coït, lorsqu'au mois d'avril dernier, elle a remarqué qu'elle perdait beaucoup de sang à l'époque menstruelle. Peu à peu l'écoulement est devenu incessant, et, s'il s'arrêtait quelquefois, il était remplacé par des pertes blanches, ichoreuses, qui tachaient le linge en jaune. Les pertes sanguines étaient quelquefois accompagnées de l'expulsion de caillots assez volumineux.

Malgré ces pertes l'état général est resté assez satisfaisant. La malade n'a jamais été plus forte ni plus grasse. Elle entre à l'hôpital uniquement à cause de l'incommodité que lui occasionnent ses pertes continuelles.

Le toucher vaginal fait reconnaître une augmentation considérable de volume du col. Il est recouvert de végétations fongueuses qui saignent facilement au moindre attouchement. Les parois du vagin sont indemnes, lisses, souples dans toute leur étendue.

10 septembre. M. Labbé pratique l'amputation du col avec l'anse galvano-caustique placée à l'aide des doigts introduits dans le vagin. L'opération ne présente aucune difficulté; l'écoulement du sang est insignifiant après l'opération, mais dans la journée la malade perd un peu de sang et on juge nécessaire de placer dans le vagin un tampon imbibé d'une solution étendue de perchlorure de fer.

Pendant l'opération la malade n'a accusé que peu de douleur.

Le 11. On retire une partie du tamponnement, rien de particulier.

Les 12 et 15. La malade va de mieux en mieux, pas de phénomènes de réaction, rien du côté de l'hypogastre.

Le 16. Examen au spéculum. La surface de section est recouverte de bourgeons charnus.

La malade est à la fin de septembre dans un état très-satisfaisant, bien que cependant la plaie ne soit pas encore complètement cicatrisée.

Examen de la pièce. — La portion du col qui a été enlevée forme une tumeur de la grosseur d'un petit œuf. La surface de section est très-nette et correspond à la base d'implantation de la portion vaginale du col. Cependant elle porte plus sur la lèvre antérieure que sur la postérieure. La plus grande partie de la masse morbide est formée par la lèvre antérieure; toute cette partie est recouverte de courtes végétations molles.

La cavité du col est indemne de l'altération à l'œil nu, les lésions sont éloignées de la surface de section. Par des coupes faites en différents endroits, on s'assure que la surface de section ne comprend pas de tissu morbide, et que celle-ci a été faite en dehors de la production épithéliale.

M. Labbé a reçu depuis des nouvelles de la malade : les règles sont tout à fait normales, le sang est rouge, sans mauvaise odeur, la quantité normale. Il n'y a pas de flueurs blanches même après le moment de l'époque menstruelle. Pendant les premiers mois qui ont suivi l'opération les règles revenaient une douzaine de jours après leur apparition, pendant un jour ou deux seulement. Depuis longtemps (la malade n'a pu préciser l'époque) tout est rentré dans l'ordre.

L'état général est excellent, le teint est frais et rose, tout donne lieu de croire qu'il n'y aura pas de récidive.

M. Labbé ajoute : « Il s'agit là d'un cas exceptionnellement favorable ; mais je ne puis trop le faire remarquer, au moment où j'ai examiné la malade, je ne pouvais déterminer avec rigueur le point précis où s'arrêtait le mal, et si de parti pris j'avais refusé d'enlever le col utérin, c'eût été au grand détriment de la malade. »

Nous en dirons autant pour les deux malades de M. Amussat fils.

On voit par ces observations quels sont les avantages de la galvano-caustique. Nous allons décrire le manuel opératoire. Du reste nous ne pouvons mieux faire que de laisser la parole à M. Léon Labbé sur ce sujet.

Les principaux avantages que présente sur les autres méthodes la section à l'aide de l'anse galvano-caustique sont, dit M. le Dr Léon Labbé, les suivants : « La section est tellement rapide (30 à 40 secondes) qu'il n'est pas nécessaire de soumettre la malade à l'anesthésie.

« Malgré la rapidité de cette section, la surface obtenue est tellement nette et exsangue, que l'on est à l'abri d'une hémorrhagie consécutive. Le fil de platine peu volumineux que l'on emploie est tellement flexible et maniable que l'on peut l'appliquer sans difficulté notable, en manœuvrant au fond du vagin, sans attirer le col de l'utérus à la vulve. Ce dernier point est d'une haute importance pour mettre à l'abri de l'ouverture des culs-de-sac vaginaux qui ne sont pas tiraillés et intimement appliqués et confondus, en quelque sorte, avec le col lui-même. Voici du reste comment je procède habituellement :

« La femme étant placée sur le bord du lit, le bassin fortement élevé, les cuisses maintenues par deux aides ou simplement les pieds reposant sur deux chaises, on fait écarter les grandes et les petites lèvres pour agrandir le plus possible l'entrée de la vulve. Alors, commence le seul temps difficile de l'opération, celui qui consiste à aller placer le fil de platine à la base du col utérin. On a dû se munir d'un fil suffisamment long, 30 à 40 centimètres, plus long même, afin que rien ne vienne gêner la manœuvre. Ce fil, recourbé en anse, est présenté par la convexité de cette anse à l'entrée de la vulve et conduit le long de la paroi supérieure du vagin pour atteindre le cul-de-sac antérieur ; à ce moment, les doigts indicateurs, introduits dans le vagin, impriment au fil un changement de direction, de manière à donner aux deux branches de l'anse une direction perpendiculaire à celle du col utérin, et à les faire se joindre au niveau du cul-de-sac postérieur.

« Ces diverses manœuvres présentent plus ou moins de difficultés, suivant mille circonstances, l'étroitesse plus ou moins grande du vagin, le volume variable de la tumeur utérine, la forme de cette dernière. Si elle est volumineuse, mais franchement pédiculée, lorsque son grand diamètre a été dépassé, le fil va en quelque sorte se placer de lui-même ; au contraire, si la tumeur représente plus ou moins un cône, dont la base répond à la portion sus-vaginale du col, on peut éprouver de sérieuses difficultés pour donner à l'anse métallique une situation convenable, et l'on peut craindre, ce qui arrive alors souvent, de voir celle-ci glisser en avant et abandonner la tumeur au moment où on devra en opérer la striction. Il faut quelquefois déployer une grande patience pour donner à l'anse la situation que l'on désire.

« En supposant l'anse métallique placée convenablement sur la tumeur, les deux bouts du fil de platine sont introduits dans deux petits cylindres creux placés à l'extrémité du *réophore écraseur*, disposé de manière que l'on peut serrer les fils au moyen d'un treuil placé à l'extrémité inférieure de l'instrument. Ce réophore se monte et se fixe au moyen de deux vis sur un manche conducteur muni au milieu d'un coulant servant à interrompre le courant. Ce conducteur est alors mis lui-même en rapport avec une pile de Grenet. Il est important que le réophore présente une assez grande longueur, afin qu'il soit possible de porter les fils très-profondément dans le cul-de-sac du vagin, et afin que l'on ne soit pas exposé à faire une section oblique d'avant en arrière. Lorsque le point de la tumeur sur lequel on veut agir a été bien serré dans l'anse métallique, on fait passer le courant modérément, de manière à ne chauffer le fil de platine qu'au rouge sombre. La section est faite en 30 à 40 secondes. Au premier moment, alors que l'anse est encore à la surface de la portion qu'elle doit sectionner, les malades éprouvent une légère et très-fugitive sensation de brulûre, due à ce que la paroi vaginale était au contact du fil de platine. L'examen le plus minutieux m'a démontré, que jamais la paroi du vagin ne présentait de brûlure véritable.

« Aussitôt que l'on a fait passer le courant, on continue à serrer le fil jusqu'à ce que la section soit terminée, et lorsque l'on retire l'instrument, l'anse a complètement disparu, ainsi que cela a lieu pour la chaîne de l'écraseur.

« La section obtenue présente une netteté exceptionnelle. Elle est formée de cercles concentriques, qui semblent correspondre aux sections successives produites à mesure que l'on serre l'anse métallique.

« Ce temps de l'opération terminé, le doigt introduit dans le vagin constate une élévation de température marquée, mais jamais assez grande pour que la sensation de brûlure du début ait persisté. Le doigt recourbé en crochet peut presque toujours ramener la portion du col que l'on a retranchée ; si la tumeur est très-volumineuse, on l'attire au dehors de la vulve à l'aide de pinces à érignes.

« Aussitôt, on fait passer dans le vagin l'eau froide contenue dans un ou deux irrigateurs Eguisier, et par mesure de précaution, on place sur la surface de la section un tampon d'ouate sèche ou imbibée d'une solution très-étendue de perchlorure de fer. Ce n'est là qu'un surcroît de prudence, mais il est bon d'y avoir recours, si l'on doit s'éloigner de la malade pendant un temps très-long.

« Pendant les jours qui suivent l'opération, la malade devra garder le lit. Si l'on a pu faire porter la section au delà du tissu malade comme cela m'est arrivé chez la malade de ma première observation, il se fait un écoulement peu abondant, et la cicatrisation tend à se faire régulièrement, mais, il faut le remarquer, avec une certaine lenteur, comme cela s'observe dans tous les cas où l'on a recours à la galvano-caustie comme moyen de diérèse.

« Il peut être utile à un moment donné de faire quelques cautérisations légères avec le crayon de nitrate d'argent, pour réprimer les bourgeons charnus qui ont succédé à la chute de l'eschare peu épaisse produite dans ce cas. »

Nous avons dit plus haut que l'on ne pouvait espérer de cure radicale que lorsque le cancer siégeait au museau de tanche et qu'il n'avait pas encore dépassé les insertions vaginales. Cependant nous trouvons consignée dans le *Bulletin de thérapeutique* de 1872, p. 117, l'observation d'une jeune dame à laquelle M. le Dr Demarquay, chirurgien de la Maison municipale de santé a enlevé toute la lèvre antérieure du *col* et une portion de la partie antérieure du *corps* de la matrice. Nous avons vu, en parlant des rapports de l'utérus, que le péritoine qui tapisse la paroi antérieure de l'utérus passe sur la face postérieure de la vessie, et se trouve séparé par un espace assez grand du culde-sac formé par la muqueuse vaginale.

M. Demarquay a utilisé cette condition anatomique pour

favoriser l'ablation de la tumeur qu'il eût été impossible d'enlever en entier, si, par une dissection préalable, on n'avait isolé l'utérus de la vessie dans une certaine étendue.

Voici l'observation en question ; elle a du reste été rapportée déjà dans un mémoire fort bien fait de M. le Dr Saint-Vel.

Observation VI.

La dame Cl. C..., âgée de 31 ans, entre, le 3 octobre 1871, dans le service du Dr Demarquay.

La santé de cette dame avait été satisfaisante jusqu'à l'âge de 18 ans, où il y eut un peu de chloro-anémie. Mariée à cette époque, sa santé resta bonne jusqu'en 1867. Elle fut alors atteinte de douleurs vagues et d'accès d'oppression qui nécessitèrent l'intervention d'un médecin. La dyspnée et les palpitations disparurent au bout de huit mois après un traitement énergique et suivi. Le début de la maladie actuelle ne remonte qu'au mois d'octobre 1871; elle l'attribue à une frayeur. Quoi qu'il en soit, elle fut prise de palpitations, et bientôt survinrent des pertes, blanches d'abord, puis rouges ou plutôt rousses, exhalant une odeur infecte. Elle consulta le médecin de sa localité qui lui prescrivit des injections de feuilles de noyer. Le mal persistant, elle alla consulter, à Amiens, un pharmacien qui avait la réputation de guérir toutes les maladies utérines. Elle suivit, pendant deux mois, le traitement de celui-ci sans obtenir le moindre résultat. C'est alors qu'elle se décida à entrer à la Maison de santé.

Elle est examinée le lendemain de son arrivée, et voici ce que l'on constate par le toucher vaginal : à la place du col utérin, on trouve une grosse masse de forme globuleuse, résistante, à travers laquelle il est relativement facile de sentir l'orifice du col. Cette masse se trouve surtout constituée par la lèvre antérienre du col, la lèvre postérieure est moins volumineuse.

Le malade est profondément anémique; elle a une teinte cireuse marquée. Les pertes sont fréquentes et augmentent la faiblesse.

M. Demarquay conseille l'ablation; l'opération est pratiquée de la manière suivante :

La malade est couchée sur le côté, et un spéculum américain est placé de façon à éclairer parfaitement le vagin, ce qui est obtenu en le poussant du côté de la fourchette en arrière, tandis qu'un aide fait une traction du côté opposé. Une érigne est implantée dans le col et une sonde de femme est introduite dans la vessie; puis l'érigne est attirée d'avant en arrière, ce qui donne la facilité de disséquer la muqueuse vaginale, de façon à isoler le col de la face postérieure de la vessie; la dissection est poussée assez loin. Cela fait, on porte sur l'utérus une chaîne d'écraseur et on peut commencer la diérèse sans crainte d'intéresser la vessie.

En effet, la partie malade est bien attirée lorsque l'instrument la presse; mais la vessie isolée par la disection préalable de la muqueuse ne suit pas le mouvement d'entraînement qui, sans cette précaution, attirerait cet organe. On met un intervalle de vingt secondes entre l'engrenage de chaque tour, et bientôt l'on se trouve en possession de la tumeur. Celle-ci, examinée aussitôt, représente une masse bosselée, blanchâtre et très-résistante. L'examen microscopique fait reconnaître un épithélioma. Le col est en partie oblitéré. La tumeur repose sur une portion de tissu sain enlevé en même temps, et dépassant les limites du mal de 2 centimètres en avant et de 3 centimètres en arriè

Quelques heures après l'opération, la malade est prise d'une hémorrhagie considérable qui ne peut être arrêtée que par un vigoureux tamponnement avec le perchlorure de fer.

Malgré cet accident, la malade revient graduellement à la santé.

Le 23 novembre, on pratique le toucher, et, à la place du col, le doigt rencontre une surface lisse et molle.

A partir de cette époque, l'amélioration a été continue et la malade est sortie guérie le 13 décembre.

On a reçu de ses nouvelles depuis; l'amélioration constatée à sa sortie s'est maintenue et sa santé est des plus satisfaisantes.

On voit, par les observations qui précèdent, que l'amputation du col de l'utérus, dans le cas de cancer, peut quelquefois être employée avec avantage et qu'elle se trouve indiquée principalement quand la maladie est bornée au museau de tanche. C'est l'avis de M. Duparcque dans son *Traité des maladies de la matrice*, c'est aussi l'avis de la plupart des auteurs ; seuls, les procédés mis en usage varient. Quant au Dr Barker, en Angleterre, il est plus consolant encore et i est pour lui hors de doute que l'épithélioma du col peut être enlevé en totalité *sans récidive*. Sans oser espérer un si brillant succès, nous n'en insistons pas moins sur l'urgence de l'opération, qui peut reculer indéfiniment la réapparition du mal, c'est là la seule chance de salut que nous ayons jusqu'à ce jour. On ne peut espérer la trouver dans tous ces remèdes, au moins inutiles, qui ont été préconisés pour guérir radicalement le cancer.

Nous ne nous arrêterons pas à l'assertion du professeur Alibert, qui assure avoir guéri une femme de 30 ans d'un squirrhe du col de l'utérus par le seul usage des douches ascendantes d'eau froide continuées pendant six mois. Nous négligeons, disent Breschet et Ferrus (1), d'énumérer une foule de recettes, qui toutes sont tombées, ainsi que leurs inventeurs, dans un profond oubli. Que penser, en effet, des succès merveilleux attribués à l'usage, comme médicament interne, des lézards gris avalés encore palpitants, de l'eau distillée prescrite pour toute nourriture, etc., etc.?

Ce serait aussi renouveler les théories de Paracelse, que de préconiser comme *spécifiques* des maladies cancéreuses, quelques produits chimiques les plus différents entre eux, tels que l'acétate de cuivre, le carbonate de fer, l'acide arsénieux, etc. Cependant nous sommes loin de nier toutefois que ces substances, employées par des mains habiles et dans la seule vue de modifier les propriétés vitales, ne puissent avoir quelque utilité.

Il nous resterait à parler de l'efficacité des caustiques pour la destruction du cancer du col de l'utérus, mais, comme leur action est beaucoup moins radicale que le moyen que nous avons proposé, nous les faisons rentrer dans le traitement palliatif.

§ 3. — Traitement palliatif.

Nous avons vu que dans ce que l'on pourrait appeler le premier degré du cancer de l'utérus, c'est-à-dire lorsque le

(1) Dictionn. en 21 vol., p. 220.

mal pouvait être enlevé en totalité, il n'y avait pas à hésiter un moment devant l'excision, et nous avons expliqué les raisons qui nous faisaient donner la préférence à l'anse galvano-caustique. Nous avons donné à ce traitement le nom de curatif, parce qu'il permet d'enlever tout le mal, mais nous avons fait nos réserves quant à la récidive.

Mais à un degré un peu plus avancé, lorsque le cancer a déjà envahi le corps de l'utérus et que par conséquent on ne peut plus espérer l'atteindre jusque dans ses racines, on peut encore enrayer sa marche, et c'est ici que les caustiques rendent de grands services, seuls ou unis, dans certains cas, à l'anse galvanique, comme nous le verrons tout à l'heure, c'est ce que nous appellerions volontiers le traitement palliatif actif.

Plus tard, la marche de la maladie ne peut plus être arrêtée, les ganglions environnants sont envahis, la cachexie s'est emparée de la patiente, alors la seule indication est le traitement palliatif pur et simple, qui consiste à conduire le plus doucement possible les malades jusqu'au tombeau.

Voyons donc quels sont les moyens de destruction dont on pourra user dès que le traitement curatif ne sera plus possible.

Et d'abord disons que le but que se propose le chirurgien, en détruisant le plus qu'il pourra de la tumeur, est de diminuer les chances d'hémorrhagies qui affaiblissent si vite les malades, de modérer l'écoulement parfois énorme qui les épuise, et enfin de retarder les dangers de la résorption des matières septiques, qui hâte les progrès de la cachexie.

Ce but, il l'atteindra, nous l'avons dit, soit par les caustiques seuls, soit par l'ablation partielle suivie de l'application des caustiques, comme dans l'observation suivante due encore à M. Léon Labbé.

Observation VII.

Epithélioma du col utérin. — Ablation incomplète à l'aide de l'anse galvano-caustique. (Observation recueillie par M. Richet, élève du service de M. Gallard.)

La nommée Plemmans, née en Belgique, réglée à 13 ans, mariée depuis huit ans.

Deux ou trois ans avant son mariage, elle a eu une perte sans cause apparente.

La première année de son mariage, grossesse à terme se terminant heureusement.

Quelques mois après fausse couche de trois mois, mise sur le compte d'un accès de colère.

Depuis cette fausse couche, c'est-à-dire depuis sept ans, jusque vers la fin de 1870, la malade a eu deux fois par an des pertes durant chacune une quinzaine de jours, et à partir de ce moment les pertes ont cessé; mais les règles ont présenté une double irrégularité, irrégularité de moment, elles survenaient au bout de quinze jours, de trois semaines, d'un mois; irrégularité de durée, elles se montraient tantôt pendant deux jours, tantôt pendant dix.

On pourrait donc diviser en deux parties le temps qui s'écoula depuis la fausse couche: la première, qui dura quatre ans, caractérisée par des pertes; la seconde, qui dura trois ans, caractérisée par l'irrégularité et l'abondance des menstrues. Jamais, depuis ces sept années, la malade n'a éprouvé de grandes douleurs, mais elle a toujours eu une sensation de pesanteur dans le bassin.

Il y a trois mois la malade s'est aperçue qu'elle perdait beaucoup en blanc, les douleurs du ventre n'ont pas augmenté, mais l'appétit a diminué, l'état général a été mauvais; puis il y a cinq semaines, la malade a éprouvé des douleurs plus vives dans le bas-ventre et a été obligée de s'aliter. Les pertes blanches continuent, interrompues au moment des règles qui viennent toujours d'une façon très-irrégulière. Etat de la malade à son entrée à l'hôpital : la malade est pâle et amaigrie; le ventre n'est pas douloureux, mais il l'a été beaucoup sur la ligne médiane au-dessus du pubis. Au toucher on sent le vagin rempli par un champignon à surface mamelonnée, ulcéré sur toute sa partie antérieure et postérieure. Il se détache du col de l'utérus en avant et à droite. A gauche on trouve une encoche, une ulcération qui remonte jusqu'à l'insertion du vagin. En arrière existent plusieurs petites tumeurs qui paraissent distinctes de la précédente. Au spéculum, la tumeur se présente sous l'apparence d'une masse rosée, mamelonnée, ulcérée en quelques points.

3 février. La portion la plus saillante de la tumeur est enlevée par M. Labbé, à l'aide de l'anse galvano-caustique, conduite avec les doigts dans le fond du vagin. La malade a accusé une sensation de brûlure qui n'a duré que deux ou trois secondes.

Les suites de l'opération n'ont pas été tout d'abord d'une simplicité très-grande. La malade a eu de la rétention d'urine, complication fréquente de ces sortes d'opérations.

La température a monté à 39,8. La malade a eu des douleurs de ventre, mais enfin les accidents se sont calmés, et l'état de la malade était satisfaisant au point de vue de la santé générale, lorsque M. Gallard l'a examinée le 20 février. A ce moment, au fond du vagin, l'on trouve encore une tumeur saillante, des fongosités mollasses et un peu d'induration au niveau des insertions vaginales.

M. Gallard se propose, lorsque le ventre sera devenu plus tolérant, de continuer la destruction du tissu à l'aide du fer rouge.

Nous eussions préféré poursuivre ce traitement par d'autres caustiques que le fer rouge, à cause des accidents auxquels il expose. Cette méthode, comme on le voit, nécessite en réalité deux opérations successives, aussi a-t-on souvent recours tout simplement à l'usage des caustiques lorsqu'il ne s'agit, comme nous l'avons dit, que de s'opposer aux progrès de la maladie. Voyons quels sont les avantages et les inconvénients des caustiques le plus ordinairement employés.

Le fer rouge ou cautère actuel a été préconisé dans une foule d'affections de l'utérus, et certes il a rendu de grands services, notamment dans la métrite chronique, les granulations et les ulcérations du col, ainsi que dans certaines excroissances en choux-fleurs; aussi n'a-t-on pas manqué de s'en servir pour la destruction du cancer.

Malheureusement il ne paraît pas rendre ici les mêmes services que ceux que nous signalions plus haut; nous dirons plus, il n'est pas sans inconvénient. Sans doute, à première vue, il a semblé qu'avec un fer chauffé à blanc on allait détruire des masses cancéreuses considérables en les faisant tomber en cendres, mais le mode d'action du cautère actuel est assez restreint, et la désorganisation des tissus ne dépasse jamais une épaisseur de 3 à 4 millimètres. Le résultat obtenu n'est pas en rapport avec la commotion générale que produit cette opération. L'action du cautère actuel excite en outre vivement la vitalité dans les parties voisines et suscite autour de l'eschare une inflammation suivie d'une réaction qui se fait sentir dans toute l'économie. Madame Boivin, dans son *Traité des maladies de l'utérus*, signale l'observation d'un cancer utérin cautérisé avec le fer rouge, qui fit des progrès rapides et enleva la malade bien plus promptement que si on eût abandonné l'affection à elle-même.

M. Gallard, dans ses cliniques sur les maladies des femmes, déclare aussi que la cautérisation du cancer par le fer rouge, dans plusieurs cas où il y a eu recours, a certainement hâté la terminaison fatale.

Il est juste d'ajouter qu'il ne le repousse pas aussi énergiquement lorsque le cancer est parfaitement limité au museau de tanche; cette pratique, dit l'auteur, n'étant pas plus mauvaise qu'une autre et n'ayant que le seul inconvénient d'être *plus lente* dans ses résultats. Lorsque le mal est limité au museau de tanche, n'est-ce pas le moment d'employer le moyen héroïque entre tous, c'est-à-dire l'ablation du col, puisque c'est dans ce cas surtout que l'on peut avoir quelque espoir d'obtenir une guérison radicale? A quoi bon alors perdre un temps précieux à cautériser la surface du mal, lorsque par hasard on pourrait le détruire à tout jamais peut-être ou du moins en reculer indéfiniment les conséquences?

Comme nous l'entendions dire ces jours derniers à la Maison de santé par M. Ricord et M. Demarquay, appliquer le fer rouge sur un cancer, c'est y mettre de l'engrais pour le fertiliser.

Nous croyons inutile de discuter la valeur du cautère actuel dès que la dégénérescence cancéreuse a dépassé les insertions vaginales. Tout le monde sait que l'on s'exposerait, en l'employant, à des accidents plus redoutables que le mal. La péritonite ne s'est que trop souvent produite, alors même que le cautère ne pénétrait pas profondément.

Nous n'insisterons pas sur le cautère à gaz, employé par Nélaton.

M. T. Anger (1869, *Thèse d'agrég.*), qui a employé fréquemment ce moyen et pendant un temps considérable (30 minutes), a remarqué qu'au bout de 10 à 15 minutes d'application, l'escharisation ne faisait plus de progrès, à cause du peu de conductibilité de l'eschare pour le calorique et de l'existence, autour de la partie mortifiée, du courant sanguin qui la rafraîchit incessamment. Dix à quinze cautérisations, faites à quelques jours de distance, sont alors nécessaires pour obtenir la guérison. Ce procédé de cautérisation, touchant par une foule de points à la cautérisation actuelle, nous n'y insisterons pas davantage afin d'éviter les redites.

Après avoir dit ce que nous pensions de la cautérisation actuelle, il nous reste à parler des caustiques dits potentiels.

Les préparations arsenicales ont été vantées dans le traitement du cancer à toutes les époques de la chirurgie. Les plus célèbres sont les poudres de Rousselot, du frère Côme, de A. Dubois, et de nos jours Manec a attribué à l'arsenic la propriété d'aller détruire à distance les molécules cancéreuses et de séparer ainsi le tissu cancéreux du tissu sain. Nous ne discuterons pas cette précieuse propriété de l'arsenic, nous dirons seulement que les préparations arsenicales sont d'une application dangereuse, à cause de la facilité d'absorption de la matrice, une quantité même assez faible pouvant donner lieu à des symptômes d'empoisonnement; aussi a-t-on dû le rejeter de la pratique.

La potasse caustique a été aussi très-employée et Mme Boivin rapporte plusieurs cas de cancers traités de cette manière.

La nitrate acide de mercure est un caustique énergique, mais son emploi, malgré toutes sortes de précautions, outre les douleurs communes à tous les caustiques, peut être suivi d'un phénomène spécial à cet agent chimique : nous voulons parler de la stomatite mercurielle qui apparaît souvent, même après une seule cautérisation. En outre, la leucorrhée excessive qui en est la conséquence, doit rendre très-circonspect dans son emploi, surtout quand on a affaire à des femmes cachectiques.

Pour les cas de tumeurs hypertrophiques en choufleur dont l'étendue échappe à l'action du bistouri, Barker donne la préférence à la cautérisation avec un pinceau imbibé d'acide chromique au sixième (5 gr. p. 30 gr. d'eau). Cette application est moins douloureuse que le nitrate de mercure.

On a aussi vanté l'efficacité des applications locales du brome liquide. Le seul inconvénient de cette solution est sa causticité extrême qui expose à de graves lésions de la muqueuse vaginale si le tamponnement n'est pas fait avec beaucoup de soin (1).

M. Gallard injecte dans l'épaisseur même du tissu cancéreux ou sur les points qui le séparent encore des parties saines, et qu'il menace d'envahir, des modificateurs tels que le perchlorure de fer, l'acide acétique, l'iode, l'acide chromique et même le brome.

M. Gallard déclare, en outre, que M. Kiwisch a bien, avant lui, proposé de broyer, de déchirer le tissu cancéreux et d'injecter ensuite du perchlorure de fer au milieu de ce magma. Il ajoute : à l'époque de la maladie où ces injections caustiques intra-parenchymateuses sont indiquées, nous devons déclarer que nous nous estimerions heureux si nous parvenions seulement à enrayer sa marche et à retarder l'issue fatale.

(1) Arch. de méd., 1872, p. 606.

Nous avons laissé pour la fin de notre énumération le chlorure de zinc, qui est un des caustiques les plus employés dans le traitement du cancer de l'utérus. Nous l'avons fait à dessein, ayant l'intention d'en parler plus longuement. C'est un sel blanc déliquescent, on l'emploie le plus souvent à l'état solide, uni à de la farine. Selon qu'il est uni à deux, trois ou quatre parties de farine, il forme la pâte de Canquoin, n° 1, 2 et 3. On peut dessécher cette pâte et en faire des lanières, des flèches assez raides pour être enfoncées jusqu'au centre des tumeurs. C'est ainsi que l'on pratique ce que l'on nomme la *cautérisation en flèches* que se disputent à tort Maisonneuve et Girouard, de Chartres, puisqu'elle était déjà indiquée dès le siècle dernier, par Deshais Gendron, suivant Follin.

L'application du chlorure de zinc cause d'assez vives douleurs qui peuvent se prolonger pendant vingt-quatre heures. Ces douleurs sont variables comme durée et comme intensité suivant les personnes. Une des propriétés les plus précieuses du chlorure de zinc, c'est qu'en même temps qu'il agit comme caustique, en détruisant les tissus malades il agit aussi comme un hémostatique puissant. Les vaisseaux sur lesquels il agit se crispent et sont oblitérés au delà des limites de l'eschare.

Nous avons eu l'occasion de voir à la Maison de santé, dans le service de M. Demarquay, des exemples de cette action hémostatique si précieuse dans les cas de cancers ulcérés, donnant lieu à des hémorrhagies qui mettent les malades aux portes du tombeau.

Observation VIII.

Madame B..., entrée le 25 octobre 1873, à la Maison de santé, dans le service de M. Demarquay, chambre n° 18 du premier étage, souffre depuis le mois de janvier 1873 de douleurs assez intenses dans le basventre. Depuis cette époque elle est incommodée par des pertes blanches épaisses et fétides très-abondantes. Vers le mois de mars il y eut une perte de sang considérable à l'époque menstruelle. Puis les règles se sont montrées tous les quinze jours, et plus tard enfin les pertes de sang sont devenues continuelles.

Quand cette dame entre à la Maison de santé, elle est dans un état d'anémie profonde, teint cireux, aspect cachectique, épuisement extrême. Douleurs lancinantes dans le bas-ventre et dans les reins avec irradiations dans les cuisses. Ténesme rectal, pas de ténesme vésical.

Pertes de sang continuelles mêlées à des pertes blanches abondantes, muco-purulentes et très-fétides.

Le 1er octobre, application d'une flèche de Canquoin.

Du 1er au 14 octobre, les pertes blanches sont encore assez abondantes quoique déjà moins fétides, mais les hémorrhagies sont complètement arrêtées. Le 14, sans cause connue, une hémorrhagie se déclare. On l'arrête par des tamponnements. Le 25, la malade, pour des raisons pécuniaires, est obligée de quitter la maison Dubois pour entrer dans un autre hôpital.

Cette petite observation nous montre déjà sinon l'action curative du chlorure de zinc, au moins son action hémostatique et même modificatrice.

L'observation suivante vient encore confirmer cette double propriété.

Observation IX.

Madame V..., 37 ans, entre à la Maison de santé le 3 novembre 1873. Elle occupe le n° 15 du premier étage. A eu deux enfants, le dernier il y a 17 ans, et depuis a fait deux fausses couches. Elle souffre depuis deux mois de douleurs assez vives dans les reins et le bas-ventre. Depuis cinq mois elle avait des pertes blanches assez abondantes, d'abord inodores, mais qui depuis quelques jours sont devenues très-fétides.

Depuis deux mois, pertes de sang fréquentes et assez abondantes pour avoir nécessité le tamponnement à deux reprises différentes.

Au moment de son entrée, cette dame a des pertes blanches fétides mêlées à du sang et à des grumeaux de chair corrompue.

L'appétit est bon, le facies également n'offre pas de trace de cachexie.

Par le toucher, on reconnaît que le col présente une masse granuleuse, friable, molle, se déchirant facilement sous le doigt. La muqueuse vaginale, autour de la base du col, est indurée dans une petite étendue. Application de flèches de Canquoin, le 7 novembre. Le 17 novembre, application nouvelle de flèches.

Le 25 décembre, les hémorrhagies n'ont pas reparu, à part l'époque menstruelle qui n'a rien présenté de particulier. Les pertes blanches même sont beaucoup moins abondantes et moins fétides. Le col est complètement détruit : à sa place on trouve une vaste cavité infundibuliforme à parois irrégulières et indurées. La malade se trouve beaucoup mieux et quitte l'hospice. On voit que dans ces deux observations le chlorure de zinc a combattu très-efficacement le principal accident, l'hémorrhagie, en même temps qu'il a modifié la mauvaise odeur des pertes.

M. Demarquay nous a fait remarquer qu'il n'employait ces flèches que tant que l'ulcération n'avait pas envahi le corps de l'utérus, parce qu'alors il pouvait se faire que l'on ne fût séparé de la cavité péritonéale que par un feuillet très-mince de tissu utérin, et l'on conçoit tous les périls auxquels on exposerait la malade par une application intempestive du caustique.

Observation X.

La dame D..., âgée de 42 ans, entre le 2 novembre 1873, à la Maison de santé, dans le service de M. Demarquay où, elle occupe la chambre n° 4 du deuxième étage.

La malade se plaint d'avoir depuis trois ans des flueurs blanches abondandes et inodores. Jamais elle n'a eu de métrorrhagies.

Quelquefois seulement les pertes blanches sont tachées en rouge par des stries de sang. Depuis un mois, elle éprouve des douleurs lancinantes dans le bas-ventre, de la pesanteur dans la région lombaire, et les pertes ont une odeur fétide. L'état général est assez bon; il n'y a pas de cachexie. Appétit capricieux, constipation opiniâtre, un peu de ténesme vésical, pas de ténesme rectal.

Toucher vaginal. — Le col est dur, granulé, diminué de longueur, sa consistance est très-irrégulière.

Diagnostic : Epithélioma ulcéré du col de l'utérus.

Le 7 novembre, application d'une flèche de chlorure de zinc suivie de nouvelles applications, le 17, le 26 et le 30 novembre. Le 8 décembre on applique des flèches dans la cavité du col.

La malade sort le 14 décembre dans un état relativement satisfaisant. Les pertes de sang sont beaucoup moins abondantes et n'ont presque plus d'odeur. L'état général est beaucoup meilleur. Les douleurs ont bien diminué. Le col est tout à fait détruit, le doigt pénètre dans une cavité à parois anfractueuses, dures, lobulées, qui forme un entonnoir dont on peut à peine atteindre le fond.

Il arrive assez souvent, et c'est encore un des grands bienfaits du traitement palliatif, que, à mesure que le chlorure de zinc détruit le mal local, les douleurs de reins et de bas-ventre sont considérablement diminuées comme dans l'observation précédente.

Observation XI.

Mme G..., âgée de 35 ans, est entrée une première fois à la Maison de santé dans le service de M. Demarquay, vers la fin d'octobre 1873, avec des pertes assez abondantes et des douleurs de reins assez fortes. Le toucher fait diagnostiquer un épithélioma ulcéré du col. Après une première application de chlorure de zinc, les hémorrhagies ont diminué et les douleurs de reins ont disparu complètement. On a fait quatre autres cautérisations, puis la malade, satisfaite de son état, est sortie de l'hospice vers le milieu de décembre.

Au bout de quelque temps, ayant ressenti des douleurs dans l'aine droite et la cuisse correspondante, la malade rentre, pour la seconde fois, le 15 janvier 1874, à la Maison de santé, premier étage, chambre n° 23. Voici les renseignements qu'elle nous fournit :

Elle a été réglée à 16 ans, mariée à 18 ans. Deux enfants, et deux fausses couches qu'elle avoue avoir provoquées par une foule de manœuvres. Depuis longtemps le coït était douloureux et amenait du sang chaque fois qu'il était pratiqué. Il paraît y avoir eu là une disproportion d'organes assez manifeste. La malade déclare, en outre, qu'elle travaillait à la mécanique et que cela la fatiguait beaucoup. Vers le mois de mai, elle a commencé à perdre beaucoup en blanc; puis, au bout de cinq à six mois, elle a eu des hémorrhagies assez fréquentes, et c'est alors qu'elle est entrée, pour la première fois, à la Maison de santé. Nous avons vu comment elle en était sortie. Elle rentre, disons-nous, le 15 janvier 1874, sans pertes de sang cette fois, mais avec des pertes blanches et des douleurs de reins et de bas-ventre très-violentes.

Première flèche de Canquoin le 19 janvier.

Deuxième flèche le 12 février.

Le 24, les eschares tombent.

Le 26. Pertes blanches moins abondantes; constipation et ténesme vésical; souffre encore beaucoup.

Le 27. Pilule de podophylla.

Le 28. Constipation; les douleurs sont plus sourdes; pilule de podophylla.

1ers mars. Apparition des règles; la malade a bien dormi, ne sent plus de douleurs que dans les cuisses.

Le 6. Se trouve très-bien; plus de douleurs.

Le 8. A fait une promenade aux Champs-Élysées; est très-gaie; parle de son prochain départ.

Le 9. Même état; constipation; sedlitz.

Le 10. Sortie à pied; perd très-peu en blanc; aspect excellent.

Cet état se continue jusqu'au 26 mars, époque à laquelle la malade sort de l'hospice.

Au toucher, on sent que le col est en grande partie détruit; le doigt pénètre dans une cavité assez vaste à parois dures, inégales, bosselées, qui ne promettent que trop une récidive peut-être peu éloignée.

Il n'en est pas moins vrai que cette malade a retiré un grand bénéfice de son traitement au point de vue des pertes, des douleurs et du retard apporté à la cachexie.

Observation XII.

Mme V..., âgée de 37 ans, entre, le 15 février 1874, à la Maison de santé, dans le service de M. Demarquay. Elle occupe la chambre nº 8 du deuxième étage. Cette dame a été réglée à 12 ans et demi et très-abondamment. Une fille seulement. Pas de fausses couches.

Au moment de son entrée, la malade est profondément anémiée par suite de pertes de sang nombreuses et abondantes. La marche est complètement impossible; douleurs lancinantes dans les reins. Elle a commencé à perdre en rouge au mois de février l'année dernière. Puis les règles sont venues, mais beaucoup plus faibles que d'habitude. Au mois de septembre, nouvelle hémorrhagie arrêtée par un tamponnement au perchlorure de fer. Au mois de décembre, nouvelle perte. Depuis ce temps, la malade perd au moindre effort et ne se lève plus.

Le 17. Au toucher on trouve un énorme champignon cancéreux qui a envahi tout le col de l'utérus. La tumeur est fongueuse, mamelonnée, ulcérée à droite et saigne au moindre contact. Aussi l'exploration détermine-t-elle une hémorrhagie abondante, qui nécessite le tamponnement. Lavage au permanganate de potasse, injection à l'eau glacée, sirop de perchlorure de fer.

Le 19. Nouvelle perte, nouveau tamponnement; pas de sommeil, pas d'appétit, ténesme rectal, ténesme vésical, prurit vulvaire, un peu diminué cependant par les injections. Constipation.

Le sirop de perchlorure de fer donne des nausées.

Le 20. La physionomie exprime la souffrance en même temps que la plus grande faiblesse.

Le 23. Nouvelle perte, légère cette fois.

Injection de perchlorure de fer.

Le 24. La malade est très-faible, souffre beaucoup du ventre, de douleurs en ceinture; diarrhée.

Le 27. M. Demarquay applique une flèche de Canquoin; perte; tamponnement.

Le 28. Pas de pertes; sondée trois fois.

1er mars. N'a pas beaucoup souffert de l'application du caustique; se trouve un peu mieux; l'appétit se réveille un peu.

Le 6. Toujours pas de perte, mais a pris en vain deux pilules de cynoglosse; ne dort pas; souffre beaucoup des reins et de la cuisse droite.

Deux pilules de cynoglosse; suppositoire laudanisé; quart de lavement laudanisé.

Le 7 et le 8. A dormi; souffre moins.

Le 9. La physionomie de la malade est beaucoup meilleure, quoiqu'elle se plaigne encore de souffrir dans les reins.

Le 10. Le bon état se maintient; espère en sa guérison prochaine.

Le 13. Les pertes ne sont pas revenues; la malade a retrouvé un peu de sommeil et d'appétit, mais souffre d'une constipation opiniâtre.

Le 16. La figure de la malade exprime le bien-être et le soulagement; écoulement jaunâtre, pas de sang.

Le 18. Même état; mange bien; dort assez paisiblement.

Le 26. Le bon état se maintient malgré quelques souffrances occasionnées par le ténesme vésical et rectal.

Ici encore, le chlorure de zinc a rendu un grand service, en arrêtant ces hémorrhagies continuelles qui menaçaient de tuer la malade, à courte échéance. Les douleurs de reins ont persisté dans ce cas, mais on remarquera que l'appétit et le sommeil sont revenus.

La malade qui fait le sujet de cette observation est encore à la Maison de santé et, malheureusement, il est probable que l'on n'obtiendra pas, avec elle, un résultat aussi satisfaisant que dans l'observation précédente, du moins aura-t-on paré à un des accidents les plus graves, et retardé ainsi le terme fatal de la maladie.

Voici encore un exemple analogue.

Observation XIII.

Obs. XIII. — Mme D..., âgée de 50 ans, passementière, entre le 1er février dans le service de M. Demarquay, chambre n° 4, 2e étage. Un enfant, pas de fausses-couches. Réglée à 19 ans, peu à la fois; a toujours perdu beaucoup en blanc, déclare avoir eu, il y a près d'un an, une forte perte d'eau, sans aucune douleur; a eu cinq fois des métrorrhagies dans le courant des deux mois de septembre et d'octobre. Au mois de décembre, nouvelle perte de sang énorme.

La malade dit n'avoir commencé à ressentir de douleurs qu'au mois de novembre dernier, dans le ventre, dans les reins et dans le côté droit.

A son entrée, la malade offre la teinte jaune-paille caractéristique du carcinome.

L'écoulement est fétide. M. Demarquay reconnaît, par le toucher et le spéculum, une tumeur dure, bosselée, immobile, faisant saillie dans le vagin et ulcérée du côté droit.

Diagnostic : épithélioma ulcéré du col de l'utérus.

6 février. Application de flèches de Canquoin au centre de la tumeur.

Le 10. La cautérisation a occasionné de vives douleurs, qui sont calmées aujourd'hui.

Le 17. L'eschare est tombée et l'on applique une nouvelle flèche de chlorure de zinc.

Le 24. La dernière application de caustique a été très-peu douloureuse.

4 mars. Légère perte de sang sans cause connue.

Le 10. Nouvelle flèche de Canquoin.

Le 22. Les cautérisations ont fait perdre des quantités assez grandes de débris de la tumeur. Les hémorrhagies ne se montrent plus. Les douleurs qui privaient la malade de sommeil ont considérablement diminué. Elle dort maintenant et mange assez bien. Pas de constipation.

Le 29. La malade, se trouvant mieux, quitte l'hospice Dubois, se proposant de continuer à se soigner chez elle.

Cette observation nous montre de nouveau l'influence qu'exerce le chlorure de zinc sur les douleurs, en détruisant la plus grande partie des tissus morbides.

Nous pourrions multiplier les exemples des bons effets, obtenus au moyen des flèches de Canquoin, dans le traitement palliatif du cancer de l'utérus. Nous nous bornerons à ceux que nous avons donnés, et nous terminerons par une intéressante observation que nous devons à l'obligeance de M. le D[r] Vœlker.

Observation XIV.

Obs. XIV. — Mme D..., 39 ans, chétive et maladive depuis son enfance. Réglée à 15 ans 1|2, peu abondamment, mariée en bonne santé à 23 ans; à 25 ans couche laborieuse; pendant les suites de couches grand chagrin, suppression des lochies, malade pendant trois mois avec douleurs atroces dans le côté droit, puis restée huit mois sans être réglée, deux ans après a commencé à perdre continuellement en blanc. Lassitude dans les jambes, douleurs dans les reins, mouvement fébrile le soir, migraines et vomissements deux ou trois fois par mois, surtout au moment des règles. Souffrant de plus en plus et voyant que les pertes n'étaient plus toutes blanches, mais bien mélangées de sang, cette dame alla consulter, au mois de juin 1872, le Dr Ricord, qui lui dit qu'une opération était nécessaire et qu'il lui conseillait de s'adresser à M. Demarquay. M. le D[r] Vœlker n'a vu cette dame pour la première fois qu'à la fin de mai 1873, c'est-à-dire un an après. A cette époque, la menstruation disparue était remplacée par des pertes sanguines irrégulières comme quantité et comme périodicité. Le sang coulait tous les huit à quinze jours ou trois semaines : rien n'était fixe. En dehors de ces écoulements qui ressemblaient à des émissions menstruelles, la malade perdait un peu de sérosité sanguinolente. Au toucher le col présentait une ulcération irrégulière, mamelonnée, du volume d'un œuf de poule, anfractueuse, saignant au moindre contact et possédant l'odeur spécifique du cancer utérin. La fosse iliaque droite était le siége de douleurs sourdes dans toute son étendue; des hémorrhoïdes siégeaient à l'anus, et dans l'intervalle des métrorrhagies, elles donnaient lieu à un écoulement sanguin qui simulait les règles.

Une première cautérisation au chlorure de zinc fut faite par moi, dit M. le Dr Vœlker, le 6 juin 1873, c'était déjà la 15e, les 14 premières avaient été pratiquées par M. Demarquay, du 1er juin 1872 au 26 mai 1873. A la suite de cette cautérisation que la malade a très-bien supportée, les douleurs s'amendèrent, l'écoulement sanguin se supprima. Mais bientôt après les mêmes symptômes se reproduisirent, et on dut recourir à une nouvelle application de flèche caustique de Canquoin, le 3 septembre 1873.

A dater de ce moment, je pratiquai sur la malade des injections hypodermiques de chlorhydrate de morphine. La douleur disparut, la malade put manger et dormir. Le sang avait cessé de couler dans l'intervalle des périodes menstruelles qui, jusqu'au mois de février 1874, ont paru se régulariser et venir tous les mois à quelques jours près.

Aujourd'hui, 5 avril 1874, cette dame malade depuis de longues années ne porte aucune trace de douleur sur sa physionomie. Elle mange, boit et dort bien. Elle en est à sa 25e flèche caustique; elle se lève quelques heures dans la journée, et quand les douleurs se montrent, elle sait, à l'aide de quelques gouttes de solution de morphine, y mettre un terme.

L'hémorrhagie a cessé, il ne reste qu'un léger écoulement sanieux, assez fétide d'ailleurs, mais au toucher la lésion est considérable. La tumeur a doublé de volume; elle détermine de fréquents besoins d'uriner et d'aller à la garde-robe; néanmoins ces deux fonctions sont soumises à la volonté. La malade se propose d'aller passer l'été à la campagne.

Voilà certes un bel exemple de ce que peut faire, pour enrayer la maladie, ce que nous avons nommé le traitement palliatif actif. Il est bien certain que si l'on fût resté simple spectateur des progrès du mal, dans le cas que nous venons de relater, la malade ne serait plus depuis longtemps déjà.

Malheureusement il se présente des cas au-dessus de toutes les ressources de l'art. Alors, on ne peut que s'efforcer de diminuer, comme nous l'avons dit, les tortures physiques et morales des pauvres femmes condamnées à une mort très-prochaine.

C'est là le maigre rôle de ce que nous appelons le traitement palliatif pur et simple. On verra qu'il a encore une certaine importance. Les principales indications qu'il doit remplir sont :

1° De débarrasser les malades de l'odeur infecte qui les empoisonne, et qui dégoûte leur entourage.

2° De les délivrer des douleurs atroces qui ne leur laissent aucun repos.

3° De soutenir leurs forces autant que cela se peut.

Nous pouvons dire que M. Demarquay est arrivé dans son service, de la Maison de santé, à remplir la première indication d'une façon réellement surprenante.

Nous avons vu, dans ce service, nombre de femmes arrivées au dernier degré du cancer de l'utérus, et nous avons pu constater que l'air des chambres où elles se trouvaient n'avait point d'odeur accentuée. Nous demanderons, au *Bulletin de thérapeutique*, comment procède ce savant chirurgien (1).

« En 1860, M. Demarquay importa, d'Angleterre en France, l'application du permanganate de potasse au pansement et à la désinfection des plaies de toute nature. C'est certainement le désinfectant par excellence. M. Demarquay a, depuis lors, rejeté tous les autres désinfectants ou réputés tels; car, si ces divers produits réalisent bien la désinfection, ils ont le grand inconvénient de substituer leur odeur *sui generis*, toujours fort désagréable, à l'odeur putride elle-même. Ce sont, d'après M. Demarquay, de mauvaises odeurs se substituant les unes aux autres. On ne peut donc pas dire que ce sont là de véritables désinfectants. Seul, le permanganate de potasse donne un résultat complet, il détruit instantanément le miasme, et il ne remplace par aucune autre odeur celle qu'il a fait disparaître; mais, il faut le reconnaître, cette action chimique si rapide, si

(1) Bulletin de thérapeutique, 1872, p. 423.

instantanée, si complète, n'est pas persistante. Ajoutons, aussi, que son action oxydante énergique lui fait altérer tous les objets, et les linges avec lesquels il est mis en contact.

« M. Demarquay se proposa alors de vérifier, par une série d'observations, les résultats avantageux que le Dr Gimbert, de Cannes, lui dit avoir retirés de l'emploi de l'alcoolature, et de l'eau distillée d'eucalyptus globulus, dans le pansement de certaines plaies et ulcérations à productions purulentes fétides.

« Or, il résulte d'une série de faits recueillis par M. Cochet, alors élève de service, que l'alcoolature d'eucalyptus a donné les meilleurs résultats, pour désinfecter les plaies dans des cas même où d'autres agents avaient échoué.

« En ville, M. Demarquay, n'a pas été moins satisfait de son emploi.

« D'ailleurs, ce topique n'agit pas seulement en désinfectant, et en améliorant l'état des plaies sur lesquelles on l'applique; mais il a, en même temps, l'avantage de rendre aux malades l'appétit et le sommeil que les odeurs fétides leur avaient enlevés. Les chambres s'imprégnant de l'odeur aromatique propre à l'eucalyptus deviennent saines, étant tout à fait exempte d'émanations putrides.

La deuxième indication est remplie principalement par les narcotiques. L'opium, la morphine en potion, en pilules ou en injections, donnent de très-bons résultats, mais ils ont de grands inconvénients pour la santé générale du malade.

Nous en dirons autant de la ciguë, de la jusquiame et de la belladone.

M. Weeden Cooke, chirurgien de l'Hôpital des cancéreux de Londres, espérait trouver, dans le chloral, un médicament sédatif n'apportant aucun trouble dans les fonctions de digestion et d'assimilation, et qui pût être administré sans entraîner la perte de connaissance; ce que le

Dr Richardson, dans ses recherches sur les agents anesthésiques, considère comme un point très-important. L'auteur cite huit cas de cancer de l'utérus, du rectum, du sein, de la langue, dans lesquels l'administration de l'hydrate de chloral a eu les meilleurs résultats. La dose, pour la nuit, était, en général, de 20 grains (1 g. 20). Si la douleur persiste, il donne trois fois par jour, une dose de 10 grains (0,60 cent.). Les malades n'ont eu ni céphalalgie, ni perte d'appétit, ni mal de cœur; ils ont pu continuer à prendre de l'exercice; en un mot, leur état général n'a pas souffert de l'usage prolongé du médicament. (*Med. Times and Gazette*, septembre 1871, et *Gaz. hebd.* 1871, n° 47) (1).

M. C. Paul a également employé le chloral dans le cancer de l'utérus, lorsqu'il existe des douleurs intenses, et il en a retiré de bons résultats. Il fait confectionner des suppositoires, contenant 1 gramme d'hydrate de chloral qu'il introduit dans le vagin. Des malades, qu'il n'était pas parvenu à calmer avec des doses considérables de morphine, ont pu dormir toute une nuit à l'aide de ce moyen. De plus, il a remarqué que la nature de l'écoulement et son odeur étaient très-notablement modifiés.

M. Martineau fait ensuite remarquer que ses observations viennent confirmer celles de M. C. Paul. Une femme, dit-il, atteinte d'un cancer du sein très-étendu, qui avait atteint la paroi thoracique et même le poumon, fut pansée à l'aide de bourdonnets de charpie trempés dans une solution de chloral au vingtième, introduits dans la plaie. Trois jours après, la plaie était devenue rouge, bourgeonnante, sans aucune fétidité, les homorrhagies dont elle était le siége étaient également supprimées.

L'auteur a encore employé les bourdonnets de charpie imbibés de la même solution dans un encéphaloïde de l'utérus, et bientôt la douleur et la fétidité disparurent.

(1) Bull. de thérap., 1872, p. 143.

(Société de thérapeutique, séance du 28 janvier 1874) (1).

L'iodoforme a été aussi employé comme sédatif dans le cancer de l'utérus; nous reprocherons à ce médicament son odeur prononcée, qui incommode la plupart des malades et même des personnes qui les entourent.

Quant à la troisième indication qui est de soutenir les forces des malades autant que possible, c'est dans la médication tonique reconstituante que l'on devra chercher les éléments propres à la remplir.

Vin de Bagnols, vin de quinquina, nourriture variée, car l'estomac est très-capricieux et refuse même quelquefois toute espèce d'aliments. Les amers peuvent rendre alors quelques services dans le cas où tous les mets sont un objet de dégoût. Nous pensons que l'on pourrait retirer quelque avantage de ce que Trousseau appelle la conserve de Damas et que l'on emploie pour soutenir les forces de phthisiques, lorsque leur estomac refuse toute espèce d'aliments. Les vomissements répétés seront combattus comme d'habitude par la potion de Rivière, l'ingestion de glace, etc., etc.

On opposera les purgatifs à la constipation habituelle qui augmente les douleurs et l'anorexie des malades. Dans des cas plus rares, on rencontre une diarrhée assez rebelle. On pourra essayer d'y remédier par les opiacés qui rempliront ici un double but, car en même temps qu'ils mettront un terme à la diarrhée, ils agiront encore en calmant les douleurs.

Contre les hémorrhagies qui épuisent les malades, on prescrira les astringents. M. Demarquay donne souvent à ses malades le sirop de perchlorure de fer, mais nous avons pu nous rendre compte qu'il était, en général, mal supporté. L'ipéca à dose nauséeuse donnerait aussi de bons résultats. Enfin, lorsque l'hémorrhagie résistant à tous les moyens que nous indiquons menace les jours de la malade, le tamponnement au perchlorure de fer devra être pratiqué sans retard.

(1) Annales de Gynécologie, p. 157.

CONCLUSIONS.

1° Le cancer de l'utérus est une maladie regardée comme essentiellement incurable, cependant, on peut, dans certains cas, obtenir des résultats équivalant presque à une guérison.

2° Lorsque le cancer a son siége limité au museau de tanche, on doit se hâter de pratiquer l'excision du col; on peut ainsi reculer indéfiniment les chances de récidive. Nous donnons la préférence pour cette opération à l'anse galvano-caustique.

3° L'extirpation de la matrice en totalité est, en toute occasion, une opération des plus dangereuses; dans le cas où cet organe est envahi par la dégénérescence cancéreuse, nous avons vu que cette opération était aussi inutile que funeste.

4° Lorsque l'on n'aura plus l'espoir d'enlever toute la tumeur, on pourra encore prolonger un certain temps la vie des malades en détruisant, en grande partie, les tissus morbides, soit par l'emploie successif de l'anse galvanique et des caustiques, soit par les caustiques seuls. Le chlorure de zinc est celui qui nous a paru donner les meilleurs résultats.

5° Enfin, quand la maladie sera au-dessus des ressources de l'art, on devra nécessairement se contenter d'avoir recours au traitement palliatif pur et simple qui offre encore l'avantage d'adoucir les derniers moments des malades.

Paris. A. Parent, imprimeur de la Faculté de Médecine, rue Mr-le-Prince, 31.

www.ingramcontent.com/pod-product-compliance
Ingram Content Group UK Ltd.
Pitfield, Milton Keynes, MK11 3LW, UK
UKHW031947260826
14628UKWH00004B/1898

9 782019 647773